항생제 없이
감기 졸업

항생제 없이 감기 졸업

초판 1쇄 발행 2023년 10월 31일

지은이 김성철
펴낸이 김성철
펴낸곳 도서출판 성모
출판등록 제2023-000019호

디자인 임혜수
편집 이현, 양보영, 이제섭
교정 이인영, 이주영
마케팅 안신광

주소 대구광역시 수성구 동대구로 311 범어 애플타워 801호(범어동)
전화 1588-3386
팩스 053-217-1275
이메일 sungmoi1275@naver.com
홈페이지 www.sungmoi.com

ISBN 979-11-983151-0-6(13510)
값 14,000원

ⓒ 김성철 2023 Printed in Korea

잘못된 책은 구입하신 곳에서 바꾸어 드립니다.
이 책의 전부 또는 일부 내용을 재사용하려면 사전에 저작권자와 펴낸곳의 동의를 받아야 합니다.

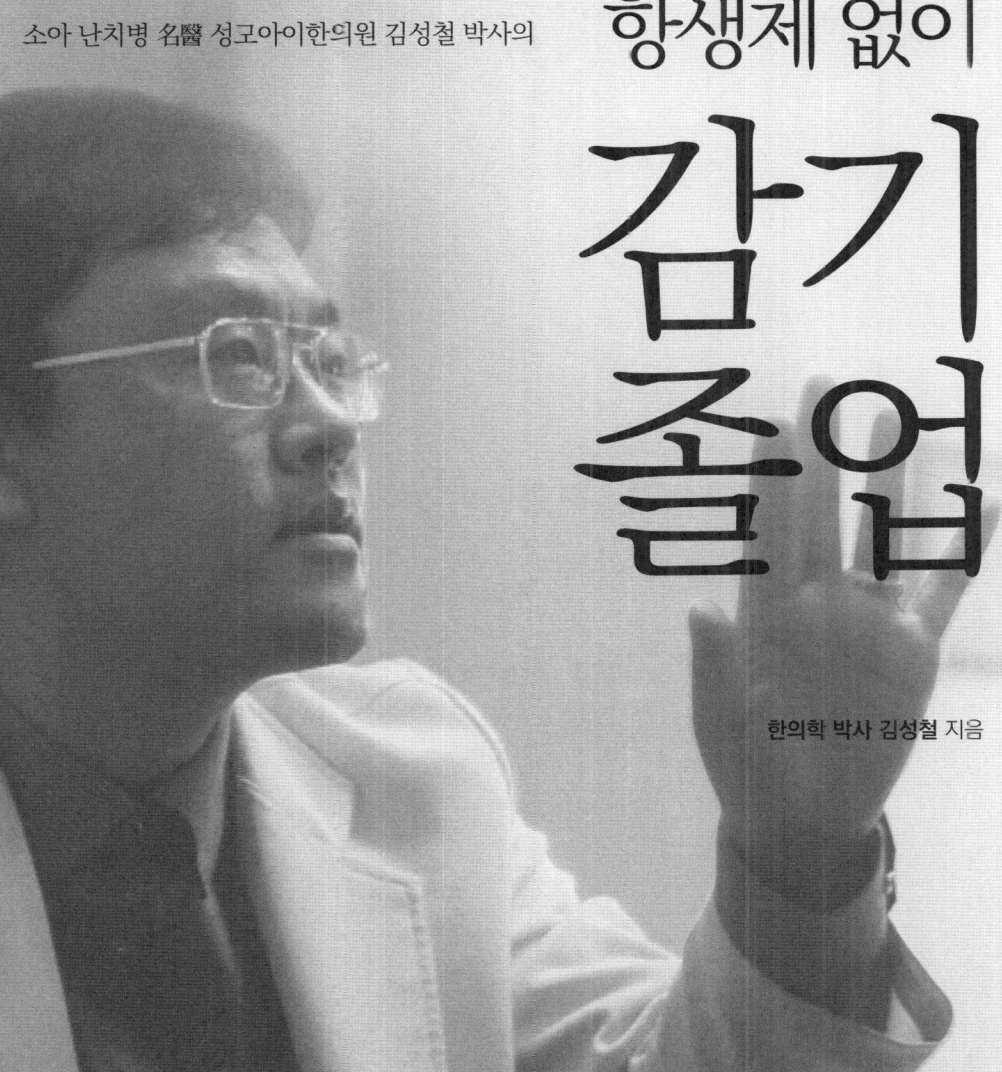

소아 난치병 名醫 성모아이한의원 김성철 박사의

항생제 없이 감기 졸업

한의학 박사 김성철 지음

**25년간 2만 명 이상,
성모아이한의원 김성철 한의학 박사**
(동국대 한의학과 교수)의 소아난치병 치료 경험
세계 13개국에서 내원하는 글로벌 성모아이한의원
잦은 열감기, 비염, 축농증, 중이염, 모세기관지염, 천식 가족들에게 희망을 선물합니다.

감기약을 복용해도 끊임없이 반복되는
영유아 감기, 이제 **감기 졸업** 합시다!

1999년 한의계에서 누구도 시도하지 않았던 근본치료를 시작한 개척자 김성철 박사,
25년간 20,000명 이상의 영유아 임상경험의 결과물을 세상에 공개합니다.

PROLOGUE

머리말

1999년 성모아이한의원을 개원하여 소아난치병 근본치료를 시도한 지가 25년째이다.
25년간 20,000명 이상의 영유아 감기 치료 경험을 통해서 '감기 졸업'이라는 제목으로 글을 쓸 수 있게 되었다.

개인적으로는 2녀 1남 3명의 자녀를 양육하고 있는 아빠이기도 하다.
나의 세 명의 자녀들도 고열, 모세기관지염, 천식, 축농증, 장염, 아토피피부염, 결막염, 두드러기, 변비, 성장부진, 수면장애 등의 질환에 고생한 적이 있지만 단 한 번도 양방병의원에 가 본 적이 없이, 그동안 성모아이한의원에서 처방했던 면역증강처방을 통해서 근본치료하였다.

물론 고열과 심한 기침, 아토피 등에 잠시의 고통을 덜어 주는 화학약품 대증요법(감기약)의 유혹이 있었으나 소아들의 질환은 병이 아니라 인체가 보내는 피로에 대한 신호라는 확고한 믿음과 그동안의 소아 치료를 통해서 수많은 난치성 감기 근본치료의 경험이 있었기에 가능한 일이었다.

우리 주변에는 입원을 밥 먹듯이 하고 항생제를 달고 다니는데도 좀처럼 감기가 낫지 않는 아이들이 무척 많다.

조금만 열이 나면 해열진통제, 항생제를 복용하고 조금만 콧물, 노란 콧물이 나면 항생제, 항히스타민제를 복용하고, 조금만 기침을 하면 병원에 가서 기관지 확장제 패치를 붙이는 등 화학약품에 과잉 노출되는 경우가 많다.

몇 년 전 EBS 다큐프라임에서 선진국 의사들이 한국의 감기 처방전을 보고 깜짝 놀라는 부분이 방송에 나왔던 것을 기억하시는 분들이 계실 것이다. 선진국의 의사들은 당시 한국에서 처방된 감기약(화학약품)의 종류와 양을 보고 무척 놀라워했다.

감기는 면역력이 저하되면 나타나는 일종의 신호인데 잠시의 증상 완화를 위해서 감기약(화학약품)을 많이 사용하면 면역력이 더욱 저하되어 감기를 달고 살게 될 수 있다는 것이다.

내가 아는 유명한 외과의사 P씨가 한번은 영국 여행을 하는 도중에 둘째 아기가 갑자기 열이 난 적이 있다. 그래서 영국의 유명한 소아과 의사를 소개받았다. 그런데 그 유명한 소아과 의사는 아이가 피로해서 열이 난 것이라며 충분한 휴식을 취하고 과도한 식사를 피하라고 말할 뿐 아무런 약도 처방하지 않아서 매우 당황했다고 한다.

한국이었다면 어땠을까? 목이 부어서, 요로감염이라서 해열진통제, 항생제를 당연히 처방했거나 입원을 시키지 않았을까?

한국에서도 1970-80년대에는 아이들이 국민학교에 입학하면 부모님이 가슴에 수건을 달아 주셨다. 콧물이 나면 며칠 동안 계속 닦아 주기 위함이다. 환절기 때도 코가 가려우면 지금처럼 항히스타민제를 알레르기약으로 복용한 것이 아니라 콧물, 재채기를 며칠 참는 것도 배우고 심하게 코가 막힐 때도 충분히 쉬어 주면서 한 2-3주 내로 비염, 축농증 증상을 스스로 이겨 냈다. 어릴 때 참을성도 태우면서 바이러스에 대한 면역력을 만들어 간 것이다.

휴식과 안정을 통해서 감기를 이겨 내면 면역력이 생기게 되어 10세가 지나면서 감기에 걸리는 빈도가 확연히 줄게 되었다.

과거의 한국이 오히려 지금의 선진국과 비슷한 감기치료를 했던 것이다.

감기란?
感(감촉되다) 氣(외부의 균이나 바이러스)

즉, 외부의 균이나 바이러스에 우리 신체가 감촉된 상태를 뜻한다. 우리 인체의 내부 저항력이 떨어지게 되면 균, 바이러스 등이 피부, 근육, 호흡기를 통해 인체에 침범하게 된다. 그러면 신체는 균이나 바이러스를 내보내기 위해 대쓰게 되고, 그 결과 감기는 기침, 오한, 발열, 전신근육통 등을 동반하게 되는 것이다. 따라서 감기를 근본치료하기 위해서는 인체 내부의 저항력을 키워 줘야 한다.

하지만 일시적인 증상의 경감을 위해 해열진통제(타이레*, 아스피*, 부루*)나 항히스타민제, 항생제 등을 복용하게 되면 내부 저항력이 더욱 떨어지는 결과를 초래하게 된다.

신체 내부 저항력의 저하는 결국 잦은 감기의 재발로 이어지게 되고, 평생 화학 약품에 의존해 살아가게 할지도 모른다.

두통, 생리통에 타이레*, 부루*를 복용하는 것은 잠시 증상을 덜어 줄 뿐 결코 근본치료가 될 수 없다.

진통제를 두통, 생리통 시에 습관적으로 복용하면 만성적인 통증에 시달리게 된다. 조금 열이 나는데 목이 부었다면서 타이레*, 부루*을 복용하면 잦은 열에 시달리게 된다. 이를 예방하기 위해서는 근본치료를 해야 한다. 이 부분은 뒤편 열감기 졸업에서 자세히 설명하겠다.

콧물, 재채기에 알레르기약인 항히스타민제를 복용하면 콧물, 재채기, 가려움 등의 증상을 잠시 경감시킨다. 하지만 결코 기뻐할 일이 아니다.

증상이 경감되는 것은 좋지만 부작용으로 입이 마르고 잦은 졸음에 시달리게 되며 장기간 복용 시 혈색의 악화, 만성 피로 등에 노출될 수 있기 때문이다.

특히 한국에서는 영유아들의 축농증, 중이염에 항생제를 처방하는 경우가 많다. 이 때문에 최근에는 정부에서도 단순 감기에 항생제 처방을 많이 하는 병의원을 공개하는 등 주의를 촉구하고 있다. 25년간의 경험을 통해 보면 영유아 축농증, 중이염은 면역질환이므로 항생제 없이 잘 나을 수 있는 대표질환이다.

고열을 동반하지 않는 축농증, 중이염은 세균성감염이 아닐 가능성이 많으므로 항생제 처방에 주의해야 하고 잦은 항생제 처방으로도 축농증, 중이염이 낫지 않고 반복되면 반드시 면역증강치료를 받아야 하며 대부분은 완치될 수 있다.

특히 의사 선생님 말씀대로 항생제를 꾸준히 썼는데도 비염, 축농증, 중이염, 모세기관지염을 달고 있다면 지금 이 순간부터 더 이상 항생제를 쓰지 말기 바란다.
이를 세균성 감염으로 진단하여 균을 죽이려고 하다 보면 몸도 약해지고 저항력이 떨어져 염증(감기)이 더욱 낫기 힘들지 되고 말 것이기 때문이다.

이 글을 읽고 계신 부모님들...
축농증, 중이염, 모세기관지염, 천식에 항생제 등 화학약품을 장기간 사용했는데도 증상이 호전되지 않으면 홍삼(인삼), 도라지(길경), 오미자, 대추, 생강 등의 한약재를 임의로 먹이지 마시고(소중한 아이들을 본인의 임상실험 대상으로 삼지 마시길...) 빨리 소아 치료 경험이 풍부한 한의사를 찾아가서 지금의 비염, 축농증, 중이염, 모세기관지염, 천식이 화학약품 없이 낫는 경험을 가지시기 바란다.

개인적인 경험으로 살펴보면 80% 이상은 화학약품 없이 심한 기침, 열감기, 축농증, 중이염이 낫게 된다.

이렇게 감기에 면역증강 시켜 주는 처방을 통해서 생애 처음으로 화학약품 없이 낫게 되면 건강해져서 감기에 걸리는 빈도가 확연히 줄게 되며 나아가서 거의 감기 없이 살게 된다. 감기를 졸업하게 되는 것이다. 피곤해서 감기 걸려도 양약, 한약 없이 며칠 쉬면 낫게 되는 단계가 되는 것이다.

본원에 내원하셨던 20,000명 이상의 부모님들이 "원장님, 이제 우리 아이는 감기에서 졸업했어요. 피곤해서 감기에 걸려도 며칠 쉬면 저절로 나아요. 그리고 예전보다 혈색이 좋아지고 키도 많이 컸어요. 짜증을 자주 냈던 아이가 많이 밝아졌어요. 피곤했던 아이가 많이 건강해졌어요"라고 한결같이 말씀하셨다.

감기 졸업은 내가 한 말이 아니라 성모아이한의원에 내원했던 수많은 부모님들의 말씀이다. 감기는 병이 아니라 인체가 쉬라는 신호를 보내는 것이다. 무조건 약에 의존하지 말고 유치원, 학교를 쉬면서 낫기를 기다리는 것도 배워야 한다. 기다려도 증상이 심해지면 우선 개인에 맞는 면역증강처방부터 복용해 보시길 부탁드린다.

염증(감기)은 피로에 대한 신호이다.
염증은 가려움증(콧물, 재채기), 통증(편도선염), 노란 콧물(축농증), 기침(모세기관지염, 폐렴, 천식) 등의 다양한 증상이 있다.
염증(감기)의 근본약은 현대의학에 없다. 즉 감기약이 없다. 감기의 고통만 잠시 경감시킬 뿐이다. 장기복용하면 안 된다. 그래서 선진국에선 한국처럼 잠시 증상의 경감을 위해 소아들에게 과도한 약을 처방하지 않는 것이다.

병원에서 처방하는 염증(감기)약이란 잠시의 고통을 경감하는 것이다. 그러나 장기간 복용 시에는 입 마름, 피로, 소화불량, 답답함, 혈색이 나빠지는 등의 부작용이 생길 수 있다.

염증(감기) 시에 충분한 휴식을 취했는데도 낫지 않으면 개인의 체질과 증상에 맞는 면역증강처방을 통해서 누구나 감기에서 벗어날 수 있다. 지긋지긋한 감기는 면역증강을 통해서 졸업할 수 있다. 감기 졸업은 누구나 가능한 것이었다.

성모아이한의원 대표 원장 김성철

CONTENTS 이 책의 차례

CHAPTER 01.
감기 졸업

1) 감기(感氣) "외부의 기운에 감촉되다"	022
2) 감기약을 먹어도 반복하는 감기	024
3) 감기 졸업의 비밀	026
TIP 감기 = 몸이 피곤하여 생기는 염증 상태	029

CHAPTER 02.
감기 졸업은 어떻게?

1) 면역증강탕이란?	032
2) 호흡기 면역증강탕 복용 기간	033
3) 면역증강탕 복용 이후 변화	036
TIP 감기의 해결, 항생제 VS 면역력 증강	041
TIP 홍삼 VS 한약? 홍삼 = 한약!	043
TIP 1살 된 아기도 한약을 먹을 수 있나요?	046

CHAPTER 03.
열감기 졸업

● 하버드대, 존스홉킨스대, 메이요대 열감기 가이드	050
1) 소아들의 발열 원인은?	053
2) 세 아이의 아빠로서...	057
TIP 열이 나는 원인은 무엇인가요?	060
TIP 열이 날 때 가정에서는?	062
TIP 해열제 없이 열 내리는 방법	065

CHAPTER 04.
코감기 졸업

1) 왜 낫지 않을까?   077
2) 근본해결방법을 찾아노자   078

CHAPTER 05.
축농증 졸업

1) 축농증(蓄膿症), 누런 콧물이 쌓인 부비동의 염증   086
2) 축농증에는 반드시 항생제를 먹어야 한다?   088
3) 축농증의 근본치료 방법은 면역증강!   090
   TIP 양약을 먹어도 계속되는 비염의 근본치료법   092
   TIP 항생제와 수술로도 계속되는 축농증 근본치료   093
   TIP 비염과 잦은 코피, 해결 방법은?   094
   TIP 생활 동의보감!   096

CHAPTER 06.
중이염 졸업

1) 중이염, 항생제 처방이 당연한가?   104
2) 중이염이 재발되는 이유   111
   TIP 중이염 한약치료, 가능한가요?   113
   TIP 항생제, 얼마나 알고 계신가요?   115
   TIP 반복되는 비염과 중이염, 튜브 삽입술 근본치료법   117

CHAPTER 07.
기침감기 졸업

1) 천식은 정말 불치병인가?   124
2) 기침 종류에 따라 치료방법 다르게!   130
TIP 흡입용 스테로이드 제제, 정말 괜찮을까요?   133
TIP 기관지 확장제 패치, 부작용은 없나요?   136
TIP 없어지지 않는 가래, 치료가 가능한가요?   138
TIP 도라지와 배즙, 천식에 도움이 되나요?   140

CHAPTER 08.
감기복합증후군

1) 감기는 여러 증상을 동반한다   150
2) 아토피+감기(면역력 저하)   152
3) 감기+성장지연   159
후기 "엄마 한약 하루에 다섯 번 먹으면 안돼요?"   161
4) 감기+야뇨   163
TIP 만 2세 미만 영유아는
감기약을 복용할 수 없습니다   168
TIP microbiota-gut-brain axis
뇌의 기능과 밀접한 관련이 있는 장내 미생물   174

CHAPTER 09.
잦은 감기와 뇌

1) 잦은 감기(항생제 남용)와 틱 장애   178
2) 잦은 감기(항생제 남용)와 뇌전증 및 발달장애   188

CHAPTER 10.
이렇게 나았어요

항생제를 물 먹듯 먹어도 낫지 않던 감기, 중이염, 폐렴 치료됐어요!	204
고통스럽던 식사 시간은 이제 끝!	207
감기가 축농증 없이 4일 만에 나았어요! 이런 일도 있더라구요!	212
이온 음료만 먹던 수현이가 이제 밥을 잘 먹어요!	216
우리 쌍둥이 정말 많이 건강해졌어요!	222
4년 동안 천식, 비염을 달고 다니던 희원이!	226
양약 끊고 치료되기까지..	230
성구가 말을 하기 시작했어요!	233
울 아들에게 숙면을 돌려 주셨네요!	237
우리 윤정이 천식약 다 끊고 나았어요!	241
우리 아이 중이염, 한의원에서 고쳤어요!	245
성모아이한의원을 알게 된 건 행운이었던 것 같아요!	249
다인이의 놀라운 변화!	253
몸이 좋아지니 언어발달과 아토피, 감기 졸업이 한 방에 해결됐어요!	259
희망의 꽃으로 피어날 수 있었으면 좋겠습니다!	261

APPENDIX.
영유아 한방 응급 상비약

체열방 / 소시호탕 / 포룡환 / 사백산 / 삼소음
담수방 / 야수방 / 소청룡탕 / 형개연교탕
평위산(평위단) / 위령탕(2-2) / 인삼패독산 / 안심단

글을 쓰면서

25년 동안 20,000명 이상의 소아 난치병을 치료해 본 결과, 소아들은 감기에 걸리면 개인의 체질에 따라 다양한 증상이 복합적으로 나타난다는 것을 발견했다.

요즘 열감기를 자주 앓는 아이들은 대부분 피로와 소화불량이 원인이었다. 이러한 경우, 고열이 나면서 복통, 장염, 식욕부진을 동반하는 경우가 많았다. 즉, 소화를 촉진하는 처방을 사용해야만 열감기와 소화불량을 근본적으로 개선할 수 있다. 증상이 있을 때마다 해열진통제, 지사제, 항생제만 복용한다면 열감기의 근본치료는 더욱 어려워진다.

기관지 확장제, 항생제, 진해거담제, 스테로이드제 등의 대증요법으로 기침감기, 모세기관지염, 천식이 잘 낫지 않았던 아이들은 체질에 따른 면역 증강 처방으로 대부분 항생제 없이 근본치료 되었다.

비염, 축농증, 중이염으로 항생제, 항히스타민제 등을 장기간 복용했거나 심지어 수술이나 시술을 받았는데도 좀처럼 증상이 완화되지 않은 아이들은 면역증강 및 혈액순환 촉진 처방을 통해 대부분 고통에서 완전히 해방되었다.

개인적으로 2녀 1남, 3명의 자녀를 둔 아빠로서 아이들을 키우다 보면, 아이들이 피로 및 심한 소화불량 등의 원인으로 고열이 나거나 밤새도록 기침하는 경우가 많았다. 환절기가 되면 비염, 축농증, 중이염, 아토피, 설사(장염), 수면장애 등의 질환이 나타났었고 그때마다 화학약품 복용 없이 본원에서 그동안 사용했던 면역증강처방으로 근본치료 해 왔다. 같은 배 속에서 나온 자녀들이라 할지라도 체질에 따라 증상이 달랐고, 이에 따라 당연히 면역증강처방도 달라졌다.
우리 3남매는 태어나서 한 번도 열감기, 장염, 모세기관지염, 비염, 축농증 때문에 소아과를 가 본 적이 없고 당연히 항생제도 복용해 본 적이 없다.

가끔은 아이가 너무 힘들어하는 것 같아서 단기간에 고통을 일시적으로나마 경감하는 화학약품의 유혹에 흔들린 적도 있지만, 대부분의 아동 질환은 인체가 보내는 피로에 대한 신호라는 확고한 믿음과 수많은 감기 근본 치료의 경험 덕분에 그 유혹을 떨쳐 낼 수 있었다.
또한, 성장하는 아이들이 갑자기 혈색이 좋지 않거나, 식욕부진, 수면장애, 성장통 등이 나타나면 화학 비료(화학 영양제) 대신에 천연 거름을 준 것처럼 아이 체질에 맞는 면역 증강 처방을 통해서 식욕 부진, 수면 장애, 성장통 등을 쉽게 치료할 수 있었다. 그리고 발열, 복통, 장염 같은 응급

상황의 경우에도 지사제, 진통제, 항생제, 소염제 대신 근본 혈액순환 개선 처방으로 치료할 수 있다.

그래서 주변에 잦은 감기로 항생제를 복용해도 잘 낫지 않고 지속적으로 증상이 반복되는 아이들을 보면 무척 안타까울 따름이다. 근본치료는 체질과 증상에 맞는 면역증강인데, 이를 잘 모르는 경우가 태반인 것 같다.

특히 영유아 시기의 항생제 복용은 그 사람의 평생 건강상태에 심각한 영향을 미친다.
그런데 2010년 OECD 헬스데이터에 따르면 한국의 항생제 소비량은 31.4DDD(일일 상용량. 성인 1천 명이 하루에 31.4명분의 항생제를 복용하고 있다)로 OECD 국가 중 1위를 기록했다. 또한, 건강보험심사평가원에서 발표한 2014년 기준 한국의 항생제 사용량은 28.4DDD로 전보다는 약간 감소했지만 OECD 평균 20.3DDD에 비해서는 약 1.4배로 여전히 높고, 대표적인 항생제 내성균인 MRSA(메티실린 내성 황색포도상구균) 내성률은 73%로, 네덜란드 2.4%, 영국 14%, 미국 51%에 비해 매우 높은 수준이었다. 참고로 미국 오바마 대통령은 항생제 내성균과의 전쟁을 선포하고 항생제 내성균 근절 프로젝트를 위해 전문가 팀을 구성했다.

이렇듯 감기 증상이 보이면 바로 항생제부터 처방하는 사회적 분위기가 조성되다 보니, 남녀노소를 막론하고 면역력 저하로 나타나는 잦은 감기를 비롯한 다양한 염증 증상이 쉽게 호전되지 않는 경우가 증가했다.

감기는 면역력이 저하되면 나타나는 증상으로 피로에 대한 결과이다.
우리 인체의 내부 저항력이 떨어지면 균, 바이러스 등이 피부, 근육, 호흡기를 통해 인체에 침범한다. 그렇게 되면 인체는 균이나 바이러스를 배출하려 하고, 결과로 기침, 오한, 발열, 전신 근육통 등의 증상이 동반될 수 있다.
이때 해열진통제, 항히스타민제, 항생제 등의 화학약품을 복용하면 잠시의 고통은 경감할 수 있지만 장기간 복용하게 되면 입 마름, 피로, 소화불량, 답답함, 혈색 악화 등의 부작용이 초래될 수 있고, 인체 내부 저항력(면역력)이 더욱 저하될 수 있다.
면역력이 떨어지면 그만큼 잦은 감기에 노출되고, 이는 다시 항생제 복용이라는 악순환으로 이어진다.

감기의 근본치료, 즉 '감기 졸업'의 비결은 바로 면역력의 증강에 있다.

오늘날 경제 성장과 함께 주거 환경이 비약적으로 개선되면서 세균성 감염은 급감했다.
즉, 현대 사회에서 나타나는 감기는 세균성 감염이 아니라 대부분 피로에 대한 반응이다.
그러므로 감기 증상이 나타났을 경우, 충분한 휴식과 심리적인 안정을 통해 아이 스스로 이겨 낼 수 있도록 면역력을 길러 주어야 한다.

쉬어도 감기가 낫지 않을 경우, 개인의 체질과 증상에 맞춘 면역 증강 처방을 복용하게 하도록 한다. 생애 처음으로 화학 약품 없이 감기가 낫는 경험을 하게 되면 그 후로는 상승된 인체 저항력 덕분에 감기에 걸리는 빈도가 확연히 줄게 되고, 혹 감기에 걸리더라도 푹 쉬면 낫는 단계에 이르게 된다.

아이가 처음으로 항생제 등의 화학약품 없이 감기가 낫게 되면 그 가정에서 큰 변화가 시작된다. 그리고 꾸준한 체질에 맞는 면역증강으로 아이들 대부분이 감기 졸업에 도달하게 된다.
실제로 본원을 내원하신 많은 부모님들께서 아이가 면역 증강 치료 후 잦은 감기를 졸업하고, 혈색도 좋아졌고, 키도 많이 컸다고 말씀하신다.

자라나는 새싹에게 세균을 죽이는 약만 주면 새싹이 더욱 세균에 취약하게 되고 건강하게 성장하기 힘들다.
대신 식물의 특성을 잘 아는 경험 많은 전문가를 만나서 균이 발생할 때마다 독한 약물이 아니라 체질에 맞는 천연 거름을 새싹(아이)에게 주면 균을 스스로 이겨 낼 수 있는 면역력이 생겨나서 새싹이 튼튼하게 성장할 수 있다.

지난 25년간 20,000명 이상의 소아 난치병 치료 경험을 통해 감기 졸업은 이제 성모아이한의원에서는 기본 상식으로 통한다.

CHAPTER 01.
감기 졸업

1년 내내 감기를 달고 다니는 영유아!
감기약을 먹어도 재발하고 재발하는 영유아 감기 근본 대책은?

> **감기의 원인은 허약증입니다.**
> **감기에서 感은 '피부에 감촉되다' 氣는 '외부의 균, 바이러스'입니다.**
> 감기는 몸의 내부가 허약해지면 외부에서 균, 바이러스가 침범하고, 이 독소를 내보내는 인체의 면역반응입니다. 열, 오한, 콧물, 재채기는 독소를 배출하는 인체의 치료반응입니다.
>
> 환자가 가지고 있는 허약증이 어디에 기인한 것인지를 정확하게 진단하고 그 **허약증에 맞게 면역력을 증강**시켜 인체가 더 이상 외부의 바이러스에 감염되지 않도록 건강한 몸을 만들어 주는 것, 이것이 바로 **감기의 근본치료**라 하겠습니다.

1) 감기(感氣) "외부의 기운에 감촉되다"

감기에서 感은 '피부에 감촉되다' 氣는 '외부의 균, 바이러스'입니다.
감기는 몸의 내부가 허약해지면 외부에서 균, 바이러스가 침범하게 되는데, 이 독소(외부인자)를 내보내려는 인체의 면역반응입니다. 감기의 증상인 열, 오한, 콧물, 재채기는 독소를 배출하는 인체의 치료반응인 것입니다. 따라서 감기의 치료 방법은 충분한 휴식을 취하고, 스트레스를 피하고, 특히 열이 날 때는 위장을 비우는 것입니다.

흔히들 서양의학에서 감기약이 없다고 합니다. 서양의학에서 감기약이란 감기의 증상을 잠시 잊게 해 주는 약을 의미합니다. 진통제를 써서 잠시 열의 고통을 덜어 주고, 콧물, 재채기의 가려움증을 잠시 경감시켜 주고, 목이 아프거나 온몸이 아플 때 통증을 경감시켜 주며, 기침이 심할 때는 확장제를 써서 기침을 덜어 주는 것이기 때문입니다. 그러나 이러한 화학약품들은 몸을 건강하게 만들지 못한다는 치명적인 약점이 있습니다. 그래서 오랫동안 감기약을 먹었는데도 감기를 달고 다니는 영유아들이 매우 많습니다.

그리고 더욱 문제되는 것은 항생제의 복용입니다. 축농증, 중이염에 항생제를 장기간 복용해도 낫지 않는다면 지금 바로 중단하기 바랍니다. 반드시 체질과 증상에 맞는 면역증강을 해야 됩니다. 그러면 누구나 완치될 수 있습니다.

피곤하면 입 옆에 염증이 생기게 됩니다. 증상은 처음엔 가려움증, 그리고 곪을 때 통증, 누런 진물... 가려움증에 항히스타민제, 통증 시에 스테로이드제, 누런 진물에 항생제를 열심히 복용합니다. 그런데도 입 옆의 상처는 낫지 않고 1년 내내 반복됩니다. 염증을 낫게 하는 것은 대증요법의 화학약품이 아니라 **면역력입니다**. 입 옆의 염증에 내 몸에 맞는 면역물질을 복용해서 정말 기운이 난다면 혈액순환이 빨라져서 혈중 백혈구의 항염증작용으로 스스로 상처회복이 됩니다. 즉 우리 몸에는 충분한 약물이 있습니다. 기운이 나면 구석구석 혈액공급이 되어 염증을 이겨 내게 됩니다. 그러나 과도한 항생제 등의 복용은 혈액의 흐름을 나쁘게 만들어 염증을 만성화시킬 수 있습니다. 즉 **감기약(염증약)은 항생제, 항히스타민제가 아니라 '몸을 건강하게 만드는 물질'입니다.**

감기는 서양의학의 대증요법은 줄이고 내부의 저항력을 키우는 방법으로 열감기, 코감기, 중이염, 모세기관지염을 치료하면 벗어날 수 있습니다.

2) 감기약을 먹어도 반복하는 감기

얼굴이 창백하고 기운이 없어 보이는 아이를 데리고 온 부모님들이 근심 어린 얼굴로 저에게 호소합니다.

"아이들이 병원을 계속 다니는데도 1년 내내 감기를 달고 있고, 양약을 먹어도 감기가 잘 낫지 않아요."
"양약을 오래 먹이니까 아이가 축 늘어지고 밥을 안 먹고 혈색이 없어지고 피부가 건조해져요."
"원장님, 우리 아이는 1년 내내 감기를 달고 살아요. 처음에 양약을 먹을 땐 나아지더니 이제는 먹어도 낫질 않아요. 항생제를 이렇게 많이 먹여도 되는지 걱정이에요."
"우리 아이는 밥을 잘 안 먹고 억지로 떠먹이는 경우가 대부분이에요. 열이 자주 나서 타이레*, 부루*을 먹어도 열이 잘 안 떨어져요. 떨어지고 나면 비염, 중이염, 모세기관지염, 폐렴이 동시에 나서 입원할 때도 있고 그렇지 않으면 중이염 때문에 항생제를 2주씩 복용하는데 먹어도 중이염이 낫질 않아요. 그리고 폐렴으로 입원을 너무 자주 해서 걱정이에요. 요즘은 혈색도 너무 안 좋아요."

이상은 내과, 소아과, 이비인후과 등에서 오랫동안 치료를 받았음에도 감기가 낫지 않는 유형입니다. 너무나 많은 아이(사람)들이 이렇게 고통받고 있습니다. 혹시 댁의 자녀도 이와 비슷하지는 않으신가요? 무엇이 문제일까요? 치료받았는데, 약을 그렇게도 많이 먹었는데 왜 낫지 않는 것일까요? 근본치료를 하지 않았기 때문입니다. 현대의학은 감기를 치료하는 것이 아니라 증상을 완화시켜 가며 버티는 것이라고 설명합니다. 왜냐하면 화학약품으로는 감기의 원인을 치료해 낼 수 없기 때문입니다.

감기는 면역증강을 통해서만 극복해 낼 수 있습니다.

우리 몸이 감기를 이겨 낼 수 있는 면역력을 가지는 것만이 감기를 극복할 수 있는 유일한 방법입니다. 그러나 현대의학에서는 부작용 없이 면역증강해 줄 수 있는 약이 아직은 없습니다. 면역증강은 제가 발명해 낸 특허품이 아니라 이미 수천 년 전부터 연구되고 검증된 수많은 의서에 기록된 처방에 따른 것입니다. 이렇게 오래전부터 임상의 기록이 전해 내려오는 우리의 전통의학에 그들은 관심을 가지지 않았고, 어떤 미신에 준하는 것으로 치부해 버렸으며 그들이 모르는 것은 아닌 것으로 단정 지어 버렸기에 오늘날 감기를 불치병이라고 변명할 수밖에 없는 처지에 이른 것입니다. 제가 이렇게 답을 하기까지 25년이 걸렸습니다. 이것이 1만여 명의 어린이들을 치료하며 얻어 낸 저의 결론입니다.

환자들의 말에 따르면 감기로 열이 나서 병원에 가면 목이 부어서 그렇다며 타이레*, 부루*, 항생제 등을 준다고 합니다. 그리고 기침을 하거나 코가 막히면 모세기관지염, 비염, 축농증이라 하고 기관지 확장제, 스테로이드제, 항생제, 흡입제, 패치, 싱귤레* 등을 준다고 합니다. 처방받은 대로 수개월 동안 열심히 복용했는데도 처음엔 조금 덜해지는 듯하다가 시간이 갈수록 약이 잘 안 듣게 된다고 하고, 증상은 자꾸 반복을 거듭하며 약 용량은 점차 늘어 가는데도 거의 감기를 달고 있다고 합니다.
그래서 우리 병원에 오시면 제일 많이 하시는 말씀이 "우리 아이는 소아과를 1년 내내 다니고 있는데도 감기(비염, 모세기관지염, 축농증, 천식, 중이염, 열감기...)를 달고 살고 있어요. 어떻게 하면 될까요?"입니다.
이것을 남의 일이라 할 수 있을까요? 귀댁의 자녀는, 혹은 여러분의 몸은 어떠신지요.

감기약으로 화학약품을 오래 먹다 보면 누구나 똑같은 의문에 봉착하게 됩니다. 어떤 아이들은 속이 안 좋은지 배가 아프고 설사하고, 또 어떤 아이들은 혈색까지 창백해집니다. 감기 나으려고 약 먹였는데, 배 아프다 하고, 혈색도 안 좋아지고, 입맛도 없어진다는 아이들... 화학약품을 이대로 수개월, 수년에 걸쳐서 오래 먹이는 것이 과연 감기를 낫게 하기는 하는 걸까? 의문스럽습니다.

3) 감기 졸업의 비밀

그럼 어떻게 하면 우리 아이들의 감기를 끝낼 수 있을까요?

클 때는 다 그렇다고, 크면 좋아진다고들 하는데 성인이 될 때까지 키도 크지 못하고, 혈색도 안 좋고, 체력은 점점 떨어져 가는데 그래도 참고 기다려야만 하는 걸까요? 주변에 보면 다 큰 성인인데도 알레르기 비염, 천식, 편도선염을 앓는 사람들이 많이 있던데 이들은 아직 덜 커서 그런 걸까요? 앞으로 얼마나 더 커야 되는 걸까요?
감기는 이처럼 정말 극복하지 못한, 아니 극복할 수 없는 질병일까요?
해결 불가능으로 결론 난 것일까요?

단언하건데, 아닙니다. 해결할 수 있습니다.
그것도 아주 경확하게 말입니다. 면역증강을 통한 감기 졸업, 그것이 바로 해법입니다.

결론부터 말하자면 감기는 몸이 건강해져야만 없어집니다.

너무 당연한 말을 하는 것이라 생각되시지요? 그런데 이 말 속에 감기에 대한 모든 해결책이 들어 있습니다. 건강한 몸, 이것이 바로 앞서 이야기한 면역이 있는 몸입니다. 내 몸이 어떠한 음식물이 들어와도 잘 소화해 내고, 어떠한 바이러스가 들어와도 잘 이겨 내며, 조금 과로하더라도 밤에 숙면하고 나면 금방 회복이 되는 상태, 이것을 면역력이 있는 건강한 몸이라 할 수 있습니다. 건강한 사람은 아무리 독한 감기 바이러스에 노출되더라도 며칠 쉬면 금방 정상 컨디션을 되찾습니다. 이런 사람은 감기에 걸리더라도 따로 약을 먹어야 할 필요가 없습니다. 성장기에 이러한 몸 상태를 가질 수 있다면 키 성장은 물론이거니와 뇌 성장까지 활발히 이루어져 겉으로는 부러운 외모를, 속으로는 명석한 두뇌를 가진, 시쳇말로 엄친아, 엄친딸이 되는 것입니다. 그런데 대부분의 성장기 영유아들은 재태기간에 엄마의 몸 상태에 따라, 혹은 생후 성장 환경에 따라 여러 가지 변인들로 인해 면역력이 부족하여 감기에 쉽게 노출됩니다. 조산하거나 쌍둥이로 태어난 아이들의 경우 더 말할 것도 없이 출생 시부터 약한 몸을 타고 납니다. 보통 백일을 전후해서 아이들은 감기에 걸리기 시작합니다.

영유아 때부터 잦은 감기로 고생하며 자란 아이들은 청소년기에 이르면 우선 성장에서 뚜렷한 차이를 보입니다. 키가 작고, 혈색이 좋지 않으며 눈빛이 흐립니다. 수도 없이 반복되는 감기와 싸우느라 성장에 필요한 에너지를

다 써 버렸기 때문입니다. 이 아이들이 이렇게 감기와 싸워야 했을 때 부모님들께서 빠르게 판단을 내리고 면역증강을 해 주었더라면 감기로 괴로워하는 일을 많이 줄일 수 있었고, 키도 보기 좋게 쑥쑥 클 수 있었으며, 눈빛도 맑고 총명하게 자랄 수 있었을 것입니다. 제가 생후 1개월의 영유아들을 감기 졸업 시켜야 한다고 말하는 이유가 여기에 있습니다.

더 일찍, 더 빨리 면역증강 해 줄수록 아이들이 성장할 수 있는 폭은 더 커집니다. 인간의 성장은 그 시기를 놓치면 거의 불가능해집니다. 성장할 수 있는 가능성이 충분히 열려 있을 때 면역증강을 해 준다면 감기로 고통받는 일도 많이 줄일 뿐 아니라 성장기에 성장에너지를 충분히 발휘할 수 있기 때문에 영유아기의 면역증강, 감기 졸업은 반드시 이루어져야 합니다. 왜 망설이십니까. 때를 놓치면 깨닫는다 해도 이미 늦습니다. 하루라도 빨리 면역증강하여 감기 졸업 시켜야 합니다.

> **TIP** 감기 = 몸이 피곤하여 생기는 염증 상태

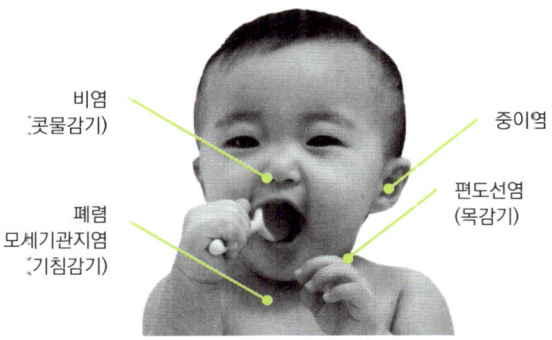

이제 어머님, 아버님들은 '감기'라는 병명을 잊어버리고 '염증'이라는 상태를 기억하십시오!
감기의 제반 증상들은 염증(감기, 비염, 모세기관지염, 편도선염, 중이염, 구내염)으로 나타납니다.

건강한 사람도 피곤하지면 입 안이 마르고, 목이 쉬고, 목이 아프거나, 입 안이 헐거나, 입 주변에 염증이 생깁니다. 체질에 따라 눈에 염증이 생기는 사람도 있고, 목이 아픈 사람, 코 속에 빨갛게 염증이 생겨서 코가 막히는 사람, 모세기관지염으로 기침하는 사람, 피부에 염증이 생기는 사람 등 염증 부위도 다양합니다. 이것이 바로 우리가 '감기에 걸렸다'고 하는 증상입니다.

그런데 염증이 생겼을 때 화학약품을 많이 먹고 바른다고 하더라도 더 빨리 낫는 것은 아닙니다. 염증의 회복속도는 개인마다 모두 다릅니다. 그것은 건강할수록 혈류속도가 빨라서 상처(염증)에 딱지가 생기고 사라지는 속도가 빠르기 때문입니다.

즉 염증의 회복은 화학약품이 아니라 내 몸이 하는 것입니다. 아무리 오랫동안 화학약품을 먹더라도 계속 과로, 스트레스로 피곤하다면 입 주변의 상처(염증)는 잘 낫지 않고, 딱지가 생기지 않으며 오히려 곪아서 노랗게 될 수 있습니다. 즉 상처(염증) 회복속도가 곧 체력(면역력)인 것입니다.

몸에 염증이 생겼다고 무조건 즉시 양약, 한약을 먹는 것은 문제가 있습니다. 건강한 사람은 약 없이도 며칠 쉬면 회복할 수 있기 때문입니다. 이것이 면역력이 있는 상태이고 이 책의 목표인 감기 졸업도 이러한 상태의 몸을 만드는 것입니다. 그러나 염증이 생겼을 때 며칠 쉬어도 회복되지 않는다면 반드시 면역력을 길러 주는 약을 복용해야 합니다. 이것이 진정한 감기약입니다. 잠깐의 증상만 완화시키고 몸을 약하게 만드는 약은 더 이상 감기약이라는 이름으로 대중을 기만해서는 안 될 것입니다.
지난 25년간 잦은 감기로 고생하고 있는 소아들에게 면역증강탕을 꾸준히 복용시킨 결과 예전보다 체력(면역력)이 좋아지므로 염증(감기)이 낫는 속도가 전보다 훨씬 빨라질 뿐 아니라 염증(감기)에 걸리는 빈도도 훨씬 줄어들었습니다.

CHAPTER 02.
감기 졸업은 어떻게?

한약으로 면역증강하는 방법!
면역증강탕 복용 기간과 복용 후 감기 졸업 단계

> **"면역증강탕"**이란
>
> 한의학에서 호흡기 면역력 증강을 위해 가장 많이 사용하는 한약재인 황기, 인삼, 사삼, 당귀, 작약, 숙지황, 백출, 감초, 박하, 소엽, 천궁, 유근피, 지골피, 상백피, 도라지, 맥문동, 오미자 등을 가장 좋은 배합으로 섞어 만든, 수천 년 동안 이어 온 처방입니다. 면역을 증진시키고 체내에 독소를 배출하는 데 많이 쓰이는 처방입니다.
>
> 그러나 이러한 약재가 누구에게나 똑같이 처방되는 것은 결코 아닙니다. 개인의 얼굴 모습만큼이나 증상도 환자에 따라 천차만별인지라 개인의 증상과 체질에 따라 그에 맞게 처방하며, 한 명의 환자를 치료함에 있어서도 수개월간의 치료기간을 거치면서 감기의 양상도 계속 달라지므로 그때마다 처방에 세심한 가감이 이루어지게 됩니다. 분명한 것은 이렇게 했을 때 대부분의 아이들이 감기는 물론 아토피 등의 그 합병증까지 졸업하게 되었다는 것입니다.

1) 면역증강탕이란?

면역증강탕 적응증

1. 1년 내내 거의 감기를 달고 산다.
2. 얼굴이 창백하고 또래보다 성장발육이 늦다.
3. 밤에 잘 때 많이 보채고 울며 땀을 많이 흘린다.
4. 감기약을 복용해도 쉽게 낫지 않는다.
5. 항생제를 장기복용한 경험이 있거나 복용 중이다.
6. 밥을 잘 안 먹거나 편식이 심하다.

7. 피부가 건조하다.
8. 재발되는 중이염으로 고생하고 있다.
9. 코피를 잘 흘린다.
10. 열감기, 비염, 천식, 중이염, 축농증, 모세기관지염, 폐렴, 아토피, 언어발달장애 등의 합병증이 동반되어 한꺼번에 근본치료를 해야 한다.
11. 틱, ADHD를 동반한다.

2) 호흡기 면역증강탕 복용 기간

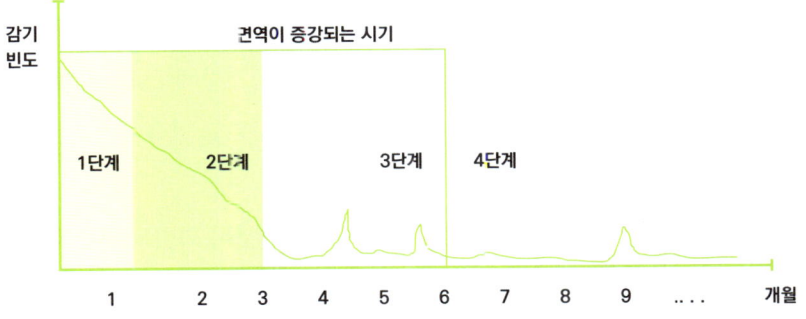

1단계, 양약은 내원 첫날 대부분 중단하게 되었고 90% 이상의 소아환자들이 복용 1개월째부터 열감기, 기침감기, 코감기, 중이염 등의 증상이 있을 때 양약 없이 본원의 감기 처방을 통해 낫는 것을 경험하였습니다.

2단계, 3-4개월쯤엔 면역력이 생기기 시작하여 항생제 복용 때보다 비염, 축농증에 걸리는 빈도가 줄게 됩니다.

3단계, 평균적으로 6개월쯤에는 면역력이 증대되어 체력의 증대, 성장발달, 피부혈색의 개선, 언어의 촉진 등이 나타나게 됩니다.

4단계, 6개월 후 면역력이 증강되면 한약, 양약을 먹지 않아도 **며칠 쉬면 염증이 저절로 없어지는 단계에 이르게** 됩니다. 염증이 나타날 때 충분한 휴식으로 낫는 단계가 되면 양약도 한약도 필요가 없게 됩니다.

일반적으로 평생에 한 번, 6개월 정도의 복약을 통한 근본치료를 목표로 하고 있습니다. 본원에 내원한 환자들의 평균은 3개월 복용 무렵부터 면역력이 생기기 시작하면서 전에 화학약품을 복용할 때보다 감기를 이겨 내는 것이 훨씬 수월해졌다고 말씀하십니다. 심지어는 두 달 정도의 면역증강 치료만으로 20% 이상의 환자들이 면역증강이 이루어져 그렇게도 쉴 새 없이 찾아오던 감기를 일 년 이상 하지 않고 지낸다고 알려 오고 있습니다.

그리고 내원환자의 80% 이상은 본원을 내원하면서부터 화학약품을 끊었는데도 기침, 콧물, 코막힘, 열의 증상이 본원의 감기상비약(증상에 따라 며칠씩 먹일 수 있도록 처방되는 감기약)만으로도 증상이 호전되었으며 심지어 화학약품보다 기침, 코감기가 빨리 낫는다며 신기해하셨습니다. 이것은 제가 만들어 낸 것이 아니라 우리 조상들이 수백 년간의 경험을 통해 축적해 온 위대한 처방으로 만들어지는 것이라는 점을 말씀드리고 싶습니다.

면역증강탕을 6개월 정도 복용한 후부터는 감기뿐만 아니라 아이들의 성장발달, 혈색, 활력, 성격까지 적극적인 성격으로 바뀌는 경우가 매우 많았습니다. 언어발달이 지연되었거나 자폐경향이 있었던 아이들은 부수적으로 어휘력이 발달하고 의기소침했던 성격이 활발한 성격으로 바뀌어 갔습니다. 이러한 임상의 경험들이 반복되어 계속적으로 나타남에 따라 이제는 처음 내원하시는 모든 분들에게 제가 먼저 "감기 졸업은 기본이고 몸에 에너지가 생기게 되므로 활력이 생기고 언어와 성장이 발달하고, 겁이 많은 성격 등도 함께 좋아질 것입니다."라고 자신 있게 말씀드릴 수 있게 되었습니다.

특별한 경우에 면역증강 치료기간이 1년에서 3년까지 걸리는 환자도 5-10% 정도 있었습니다. 몸이 매우 허약하거나, 열감기, 비염뿐만 아니라 심한 천식, 수년간의 중이염, 비염, 식욕부진, 아토피 등의 합병증이 있었거나 비염, 천식 등의 병력이 몇 달이 아니라 수년간 지속되어 내원한 환자들의 경우가 이에 해당됩니다. 치료기간이 이처럼 길어지는 이유는 어떤 질병이 몇 년 동안 지속되었을 경우 한약의 복용으로 증상이 완화된다고 하더라도 병의 뿌리가 깊으므로 조금만 생활 중에 피로하거나, 일교차가 심해져도 감기증상이 다시 나타나며 질병의 증상이 인체의 면역 반응에 저항을 하는데, 이때마다 인내를 가지고 면역증강 치료를 계속 해 주어야 하기 때문입니다. 이렇게 긴 기간이 걸리는 치료를 감내하면서도 면역증강 치료를 끝까지 받았던 대부분의 아이들은 현대의학에서 불치병으로 알려진 천식, 비염, 축농증 등이 결국 근본치료 되었습니다.

수년간 천식, 비염, 축농증으로 고생했던 아이들의 부모님들은 대부분 병의원에서 치료가 되지 않아 전국 각지에서 혹은 열 시간이 넘게 비행기를 타고 멀리 외국에서 날아와 제가 있는 대구까지 내원했었습니다. 이렇게 멀리까지 많은 시간과 비용을 들여 내원하시는 이유는 단 한 가지입니다. 감기를 졸업하기 위해서입니다.

본원에서는 이러한 환자들에게 무엇보다 먼저 꾸준한 면역증강치료를 받도록 합니다. 그리고 면역증강치료를 받고 있는 도중에 열감기, 기침 등의 증상이 생기면 본원의 감기상비약을 먼저 복용하는 방법으로 화학약품을 줄여 갔고 피곤해서 면역 저하가 이루어질 때마다 염증이 코, 기관지, 모세기관지, 피부, 귀 등에 나타났지만 본원에서 처방하는 염증치료 한약처방으로 호전을 경험하게 하였습니다. 이렇게 자연적인 방법으로 근본치료가 이루어지고 나서는 전보다 염증의 발생빈도와 기간이 확연히 줄어들었습니다. 그리고 대부분은 1-3년 후에 내원하셔서 그토록 오랫동안 고생했던 감기의 졸업을 알려 왔었습니다. 이처럼 면역증강은 평생 한 번만 하면 되고, 증상이 가벼울 경우에는 3-6개월(대부분 90% 이상), 중증일 경우에는 1-3년(5-10%)의 치료기간이 필요했습니다. 인내심을 가지고 면역증강이라는 목표를 향해 포기하지 않고 끝까지 치료한다면 감기는 반드시 졸업할 수 있습니다.

3) 면역증강탕 복용 이후 변화

면역증강탕 복용 이후의 변화를 부모님들의 증언으로 정리해 봅니다.
아래의 경우는 앞서 언급한 면역증강탕의 적응증이 없어질 때까지 면역증강치료를 받은 환자들에 한한 것입니다.

1. 예전보다 확연히 감기에 걸리는 횟수가 줄었고, 감기에 걸려도 화학약품 복용 없이 며칠 쉬면 저절로 나을 정도로 증상이 경미하다.

2. 열감기가 거의 없어졌다. 열감기 시에 해열진통제 복용 없이도 손발을 따고 한방소화제와 땀을 나게 하는 한약을 복용하면 열이 쉽게 내린다.

3. 체력이 증진되어 몰라보게 에너지가 생겼다. 힘이 나는지 자꾸 뛰어다니고 목소리가 커졌다.

4. 폐활량이 좋아져서 전에는 쉽게 숨이 차고 기침을 자주 했었는데 전보다 잘 달리고 숨이 차거나 기침하는 증상이 현저히 줄었다.

5. 밤에 많이 보챘었는데 표정이 밝아지고 잠을 잘 잔다.

6. 내성적인 성격이 활발한 성격으로 바뀌고 겁이 많이 없어졌다.

7. 밤에 잘 때 땀이 줄고, 소변을 가리게 되었다.

8. 식욕이 늘었다.

9. 몰라보게 성장발달이 되었다.(50% 정도는 면역증강탕을 복용하는 기간 중에 급격히 자라고, 50% 정도는 그 이듬해 몰라보게 자라서 내원한다.)

10. 언어발달, 인지발달이 많이 늘었다.

11. 피부의 건조증이 많이 없어지고 혈색이 좋아졌다.

12. 틱, ADHD 증상이 눈에 띄게 호전되었다.

면역이 약하거나 화학약품을 오래 먹었을수록 한약을 통한 증상치료가 어려우나 대부분 1-2개월 내에 주요 증상이 한약을 통해서 낫는 것을 경험합니다. 본원에서는 이것을 첫 경험이라 합니다. 첫 경험을 하게 된 후에는 감기에 걸리면 전에는 양약을 먹어도 2-3주 걸렸었는데 양약 없이 2-3주 만에 낫는 것을 경험하고, 그것이 1-2주, 4-5일로 줄어드는 기적을 누구나 몸소 경험하게 됩니다. 복합적으로 증상을 여러 개 가지고 있을수록 치료기간이 조금 더 걸리게 되지만 꾸준하게 면역증강을 했을 때는 대부분 고통이 같이 사라지는 것을 매일 목격하고 있습니다.

이 치료법은 한국뿐만 아니라 전 세계적으로도 널리 알리면 한국의료산업에도 큰 도움이 되리라 생각합니다. 현대의학이 스스로도 항생제의 남용을 우려하는 목소리를 높이고 있습니다. 그리고 그에 대한 대안을 찾기에 열을 올리고 있습니다. 이러한 때에 우리 전통의학이 그 방향을 제시하고 수천 년을 거듭해 온 검증된 처방을 좀 더 먹기 쉽고 보관하기 쉬운 형태로 연구하여 보급하는 방법적인 부분을 함께 연구한다면 그것 또한 어렵지 않은 일이 될 것이라고 봅니다.

현대의학에서도 감기는 약이 없다고 인정하고 있으며 대증치료로 증상만 잠깐 완화시키는 것이 그들의 유일한 감기 치료방법입니다. 대증치료는 일회적으로 잠시 증상을 완화시킬 수는 있으나 이것을 오랫동안 유지하게 되면 약물 부작용으로 몸이 나른하고, 잠이 오고, 입맛이 없고, 피부가 거칠어지고, 기운이 빠지는 등의 증상이 나타난다는 환자들의 호소를 너무나 많이 접해 왔습니다. 뿐만 아니라 2차적으로 면역이 저하되거나 소화불량으로 인한 식욕저하, 피부건조로 인한 가려움증으로 이어지는 아토피증상, 스테로이드의 장기간 복용으로 얼굴이 붓거나 살이 찌고, 콩팥이 나빠지거나 성장장애 등의 또 다른 질환으로 고통받고 있는 상황에서 아이가 약을 열심히 먹는데도 질병은 점점 진행되고, 없던 병도 왜 자꾸 생기는지에 대한 궁금증에, 그리고 "감기나 알레르기 질환어는 약이 없다던데 치료가 됩니까?"라는 질문에 "네 치료가 됩니다. 일회적인 증상완화에 그치는 치료가 아니라 감기를, 천식을, 열감기를 근본치료할 수 있습니다."라고 말씀드릴 수 있어서 정말 다행으로 생각하고 있습니다.

반드시 면역증강탕으로 감기를 치료하여 감기 졸업 하시기 바랍니다. 그러면 지금까지의 제 임상경험을 통해서 볼 때 지금과는 확연히 다른 자녀분이 될 것을 확신합니다. 특히 자녀분이 또래보다 약하고 혈색이 없다면 더더욱 면역증강을 시켜 주어야 합니다. 그렇지 않으면 감기뿐만 아니라 성장발육도 어려워집니다. 약한 식물에게 균이 있다고 해서 독한 농약을 뿌리면 잠깐은 균이 죽어 없어지는 것처럼 보이지만, 균은 내성이 점점 강해져 농약을 더 잘 견뎌 내고, 그러면 더 독한 농약을 뿌려야 하고, 이렇게 자란 식물은 1년 내내 병충해에 시달려서 결국은 꽃도 피우지 못하고 열매도 맺기 어려워집니다.

매년 감기로 고생했던 부모님들은 면역증강이 된 후 아이들이 눈에 띄게 체력이 좋아졌다고들 하십니다. 체력이 좋아지면 감기만 안 걸리게 되는 것이 아니고 심장기능도 좋아져서 겁 많던 아이들이 불안증도 호전되고 언어발달이 늦던 아이들이 다양한 어휘를 사용하게 되고 그 밖에 수면장애, 식욕부진, 아토피, 야뇨증, 성장장애 등의 증상도 함께 사라지는 것을 보면서 이것이야말로 진정한 면역증강이 아닌가 하고 확신하게 되었습니다.

오랫동안 감기로 고생하고 있는 아이들, 특히 누가 봐도 또래보다 약한 아이의 부모님들께서는 시기를 늦추지 마시고 지금이라도 전문가에게 찾아가서 면역증강 해 주시기 바랍니다. 어떤 게 감기에 좋다더라 하는 옆집 아줌마의 경험담보다는, 근거 없는 민간요법보다는 한약을 수만 번 처방해서 감기를 근본치료해 본 경험이 많은 한의사를 찾아서 정확하게 진단을 받고 그에 따라 처방받은 약으로 면역증강 해 주시기 바랍니다.

게다가 또래보다 많이 허약한 아이들은 건강한 아이보다 조금이라도 더 거름을 오래 주시기 바랍니다. 그동안 결핍되었던 면역력을 한 제의 한약으로 단시간에 증강시키기란 사실상 불가능합니다. 며칠만 복용을 해도 사실 증상의 개선은 뚜렷하게 나타납니다. 하지만 이 상태를 계속 유지할 수 있을 정도의 몸 상태를 만드는 일은 결핍되었던 기간만큼이나 오래 걸립니다. 어릴 때 한약을 오래 달여서 먹이면 커서 안 좋다더라 하는 근거 없는 속설에 더 이상 휘둘리지 마시고 내 자녀의 건강을 위해 몇 달이 걸리더라도 소신 있게 치료해 나가실 것을 권해 드립니다. 예로부터 왕실에서는 왕자의 건강관리를 위해 계절별로 넘치거나 모자람이 없도록 계속해서 한약을 복용하도록 해 왔습니다. 이다음에 왕이 될 왕자의 건강을 해칠 수 있는 일말의 가능성이라도 있는 것이었다면 절대 그렇게 하지 않았을 것입니다. 누구보다 한약을 많이 복용했던 사람들이 왕실 사람들이었다는 것을 기억한다면 그러한 속설 따위로 고민하는 일은 없지 않을까 생각해 봅니다.

TIP 감기의 해결, 항생제 VS 면역력 증강

Q. 항생제를 먹어도 반복되는 축농증, 중이염, 열감기 해결책은?
현대의학에서는 의료 선진국에서조차도 "감기에는 별도의 약이 없으므로 항생제의 오남용은 최소한으로 지양하고 충분한 휴식과 수분 공급으로 1-2주를 기다리십시오."라고 말합니다. 하지만 우리나라는 단순 감기에도 예방적 차원, 당어 진료적 차원에서 항생제 처방률이 매우 높으며 이로 인하여 면역력 저하, 항생제 내성이 심각한 수준입니다.

축농증, 중이염, 열감기에 항생제는 치료 대안이 될 수 없습니다. 근본 대책은 축농증, 중이염, 열감기를 이겨 낼 수 있을 만한 체력입니다. 이 체력이 바르 우리가 말하는 '면역력'입니다.

감기를 졸업하려면, 음식물(인스턴트음식, 유제품, 동물성단백질, 밀폐용기음료수, 각종 가공식품은 절제)은 땅에서 올라온 생명력이 있는 신선한 식물성 음식 위주로 식생활을 개선하고 아이가 먹기 싫어할 때는 소화불량 상태이므로 하루 정도는 미음만 먹인다는 생각으로 공복을 취하게 해야 합니다. 소화불량 상태인 아이에게 우유를 먹이면 소화불량을 더욱 악화시키므로 억지로 유제품을 먹이려 든다면 부모 될 자격이 없습니다. 제발 공복을 취하는 것을 배우시길 바랍니다. 동물들도 몸이 안 좋을 때는 스스로 속을 비운다고 합니다. 속을 비워 몸을 쉬게 하고 기력을 회복하려는 동들의 본능인 것입니다.

그리고 감기에 걸리면 어린이집이나 유치원을 며칠 쉬게 해 주고, 감기가 덜할 때는 야외에서 마음껏 뛰어 놀게 해 주세요. 공기 좋은 곳에서라면 더욱 좋습니다. 활동을 많이 할수록 면역력이 증대되어 스스로 극복하는 힘을 기를 수 있게 됩니다.
알레르기질환은 부교감신경 우세 질환이므로 활동을 통해서 교감신경을 항진시켜 주는 것이 중요한 치료 방법입니다.

지난 25년간 1만 명 이상의 환자들에게 처방해 본 결과 몸이 약해서 감기를 1년 내내 달고 사는 아이들이 이러한 생활 습관 개선과 면역증강처방 복용으로 몰라보게 체력이 증진되고 에너지가 생겨서 감기에 걸리는 횟수와 빈도가 확연하게 줄게 되는 것을 목격했으며 지금도 매일 저의 진료실에서 보고 있습니다.

감기는 누구나 면역력을 증강시켜 주면 졸업할 수 있습니다.
그 어떤 형태의 감기도 졸업할 수 있습니다.
감기 졸업합시다!
지금 합시다!

TIP 홍삼 VS 한약? 홍삼 = 한약!

광고의 힘에 의해 홍삼이 만병통치약이 되고 있습니다.
부작용이 없고, 면역력을 증강시키며 체력을 길러 준다는 믿음으로 수년간 홍삼을 복용하고 계시는 분들이 많습니다. 특히 아이가 반복적인 감기로 고생하는 어머님의 경우 홍삼 복용을 생각하시는 분들이 많습니다. 하지만 홍삼도 엄연한 한약재입니다.

한약재라 명명된 것들은 자연계에 존재하는 식물, 동물, 심지어 흙, 돌들 중에 수천 년 전부터 인간이 질병을 극복하기 위해 복용해 온 경험이 축적되어 그중에서 기(氣. 약효기운)와 미(味. 맛)가 일반적인 식물이나 동물보다 뛰어난 천연재료를 말합니다. 홍삼은 대표적인 한약재인 인삼을 가공한 것으로 **마늘을 쪄도 마늘이듯이 인삼을 찐 홍삼도 인삼입니다.**

다시 말해 홍삼은 대표적인 한약재 중 하나입니다.

주위에서 '한약은 위험해' 하면서 홍삼, 도라지, 생강, 대추, 오미자를 마구 달여 마시는 모습을 보며 실소를 금할 수 없습니다. 홍삼, 도라지, 생강, 대추, 오미자는 대표적인 한약입니다. 본인이 먹는 한약은 안전하고, 수만 명 이상을 치료한 한의사가 처방하는 한약은 위험합니까? 마치 기독교신자가 불경도 모르면서 불교를 비난하는 것과 같은 이치라고나 할까요.

한의원에 내원해서도 홍삼 이야기를 많이들 하십니다. 홍삼 달여 먹이면 감기를 덜한다고 해서 몇 달이나 먹였는데 좀 좋은가 싶다가 별 효과 못 봤다는 말씀을 많이 듣습니다. 저는 되묻고 싶습니다. 아이가 어떤 체질인 줄도 모르시면서 한약재를, 그것도 몇 달씩이나 왜 먹이셨는지 말입니다. 저체온인 아이에게 해열제 먹인 것이나 다름없는 일인데 말입니다. 한의학이 전통의학이다 보니 민간에서 전해져 오는 여러 요법들이 마치 정설인 양 알려져서 이러한 잘못된 일들이 허다하게 일어나는 것 같습니다.

하지만 전문 한의사의 처방 없이 임의대로 한 가지 약재를 장기 복용하는 것은 환자의 몸을 돌이킬 수 없는 상태로 망치는 일이라는 것을 다시 한번 명확하게 말씀드립니다. 누가 좋다고 하더라 해서 오남용하고 있는 홍삼, 도라지, 가시오가피, 헛개 등 이루 헤아릴 수도 없이 다양한 한약재의 복용을 당장에 중지하시길 바랍니다.

한때 전 국민이 만병통치약처럼 비타민을 복용하던 때가 있었습니다. 비타민을 먹어야 감기예방이 된다, 비타민을 먹으니 피곤하지 않더라, 비타민, 비타민, 비타민...

판매도 좋지만 이렇게 매스컴을 뒤흔들어 전 국민의 건강을 위기에 몰아넣어도 되는가 하는 저만의 탄식을 했었습니다. 적어도 이것을 과다 복용하면 태아기형, 간 손상, 복통, 설사, 신장결석, 신부전 등을 유발할 수 있다는 경고 정도는 해 주어야 하는 것이 아닌가, 그리고 비타민제를 만드는 가공과정으로 인해 인체에 흡수되는 것은 정말 극히 일부라는 것을 왜 설명해 주지 않는가 하는 것을 매스컴에 항의하고 싶은 심정이었습니다.

그 후 몇 년이 지나서야 여러 곳에서 비타민의 부작용을 논하기에 이르렀고 이제는 많은 국민들이 그 허와 실에 대해 조금씩 알아 가기 시작한 것 같아 그나마 다행스럽게 생각합니다. 제가 비타민 이야기를 하는 것은 이 세상에 만병통치약은 없다는 것을 말씀드리고 싶어서입니다. 우리나라만큼 신속한 군중심리를 가진 나라가 또 있을까 합니다. 누가 뭘 좋다라 하면 전 국민이 빠른 속도로 그걸 구해서 먹어야 하는, 그걸 안 먹으면 이상한 사람으로 인식되는 참 희한한 습관이 있습니다.

대표적인 것이 홍삼입니다. 홍삼은 대표적인 한약재입니다. 홍삼과 인삼은 기를 보하는 약재인데 어떤 사람이 임의대로 홍삼을 달여 먹고 운 좋게 체질에 맞아서 실제로 기운이 나는 것을 느꼈더라도 나중에 감기, 소화불량, 염증성질환에 걸렸을 때는 그 좋던 홍삼이 감기 바이러스를 체내로 끌고 들어가서 초기 감기로 그칠 것을 오랫동안 고생해야 하는 심한 감기를 초래하기도 하고 소화 불량을 더 심하게 하거나, 염증을 더 악화시키기도 합니다.

일반인들은 약재에 대한 이해가 부족해서 한약을 항성제와 같은 단일 약재로 인식하는 경향이 있습니다. 사람들이 임의로 먹는 홍삼, 유근피, 복분자, 천마 같은 한약재는 그 기운(찬 성질, 더운 성질, 습한 성질, 건조한 성질)과 맛(신맛, 쓴맛, 단맛, 매운맛, 짠맛)이 각각 다르므로 복용하는 사람의 체질과 증상에 맞아야만 효능이 발생됩니다. 본래 건조한 사람이 더욱 건조하게 만드는 반하와 같은 약재를 복용하거나, 열이 있는 사람이 인삼, 홍삼, 황기를 장기 복용한다면 역효과가 나게 됩니다. 따라서 집에서 차처럼 마구 달여 먹는 한약재는 매우 위험하며 반드시 본인의 체질과 증상에 도움이 되는 것인지를 경험이 많은 한의사에게 자문을 구하여 처방을 받아서 복용해야 합니다.

TIP 1살 된 아기도 한약을 먹을 수 있나요?

만 1세 이하 아동 증류한약 복용 모습

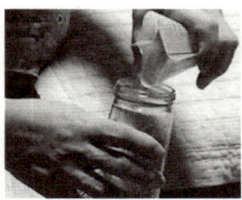 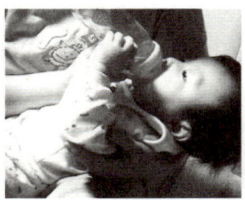 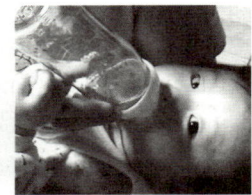

위 사진은 1세 이하의 아동이 증류한약을 복용하는 사진으로, 지난 25년간 1세 이하(생후 3주부터) 신생아들에게 한약을 처방하여 경련, 태열, 변비, 중이염, 모세기관지염 등을 치료해 봤습니다. 25년간 직접적인 경험을 통하여 돌 전 아기는 한약을 복용해서는 안 된다는 잘못된 속설을 반증했습니다. 오히려 어린 나이에 한약 치료를 시작할수록 치료효과는 좋았으며 예후 또한 좋았습니다. 만 1세 이하의 아이에게 화학약품이 더 위험할지, 천연거름이 더 위험할지는 물어보지 않아도 알 수 있는 사실입니다.

몇 개월씩이나 그렇게 많은 양의 한약을 아이들이 어떻게 먹어 낼 수 있느냐는 질문을 하시는 분들이 많습니다. 그 대답은 증류한약입니다. 증류한약은 수증기의 추출물이기 때문에 색은 무색이며 맑고 투명합니다. 향은 일반 한약의 향에 가깝지만 아이들은 일단 시각적인 것에 거부감을 가장 많이 갖습니다. 그렇기에 색과 맛이 일반 생수와 거의 비슷한 증류한약에 아이들이 거부감을 가지는 경우는 거의 없었습니다. 게다가 생후 3-4주 정도의 영아들도 젖병에 넣어 주면 잘 먹어 낼 만큼 먹기가 좋습니다. 그래서 잘 먹을 수 있고, 그래서 오래 먹일 수 있는 것입니다. 그러므로 한약을 먹이는 일에 대한 어려움은 걱정하지 않으셔도 좋습니다. 맛있다고 하루에 다섯 번씩 먹겠다고 하는 아이들이 있었을 정도니까요.
전통적 달임 방식인 검은 한약이 아니라 한약을 달이는 과정에서 만들어지는 수증기를 추출하여 만든 맑고 투명한 증류한약을 처방하여 소아(생후 3주부터 복용하고 있음)들이 먹기 좋은 형태의 한약을 만들려고 노력해 왔습니다.

미취학 아동의 대부분은 증류한약을 통해서 고질병이었던 비염, 축농증, 중이염, 천식 등이 나았기 때문에 증류한약도 일반 검은 한약 못지않게 탁월한 효과가 있다는 것을 딜반 한의사분들께 알리고자 합니다.

※ 증류한약이란?
증류한약은 한약재를 120-130도 고온으로 가열할 때 기화되는 수증기, 즉 증류액을 특수한 방식으로 냉각 추출하여 얻어지는 것입니다. 이러한 과정을 통해 만들어진 증류한약은 겉으로 보기에는 물과 같이 투명한 무미, 무색이지만 약재의 기미(氣味)가 함유된 무공해 자연요법의 한약입니다. 약을 달일 떠 나오는 수증기를 냉각하여 추출하는 이러한 방식을 한방에서는 '노법'이라 하며 완전한 무공해 자연 요법입니다. 증류한약은 일반적으로 우리가 알고 있는 검은색의 한약이 아니라 무색의 증류액 상태입니다. 증류를 했으므로 당연히 먹기 힘든 쓴맛이 줄어들게 됩니다. 증류한약의 효능에 대해서 일부의 한의사들이 처방을 해 보지도 않고 왈가왈부하는데 지난 25년간 1만여 명 이상의 어린이 환자들에게 처방해 본 결과 일반 검은색 한약과 거의 약효의 차이가 없었습니다. 쓴맛이 거의 없고 색깔을 보면 거부감이 없어서 소아들이 복용하기에 좋으므로 보다 많은 한의사분들이 근거 없는 선입견을 버리고 적극적으로 처방을 했으면 하는 바람입니다.
본원의 증류한약은 연구 끝에 색깔이 투명하고 단맛을 띠게 하여 생후 3주부터 복용할 수 있도록 하고 있습니다. 본원에 내원했던 70% 정도의 아기들은 처음부터 거부감 없이 잘 받아먹었습니다. 비위기능이 약한 아이들의 경우 처음에는 잘 먹지 않았으나 점차 그 맛에 익숙해지게 되면서 대부분 1개월 이후부터는 잘 먹게 되었습니다. 심지어는 아이들이 약을 너무 좋아해서 하루 세 번 복용하는 것을 기준으로 처방된 약을 계속 더 먹겠다고 조르는 경우도 많이 있었습니다.
증류한약은 화학약품이 아니므로 독성이 없어서 식전·식후를 가려 복용할 필요가 없습니다. 3팩을 하루에 나누어 먹는다는 생각으로 아이들의 상황에 맞게 적절히 먹일 수 있어서 편리합니다. 목이 마를 때 음료수 대신 먹는 것도 가능하며 한꺼번에 한 팩을 다 먹기 어려울 때는 수시로 여러 차례 나누어 조금씩 복용해도 무방합니다. 또 데우기보다는 시원하게 해서 먹는 것이 먹기에 더 좋아서 언제 어디서나 휴대하여 먹기에도 좋습니다.

CHAPTER 03.
열감기 졸업

소아 관련 세계 1위 대학병원
Mayo clinic의 발열 가이드라인

| Care at Mayo Clinic | Health Library | For Medical Professionals | Research & Education at Mayo Clinic |

Age	Temperature	What to do
0-3 months	100.4 F (38 C) or higher taken rectally	Call the doctor, even if your child doesn't have any other signs or symptoms.
3-6 months	Up to 102 F (38.9 C) taken rectally	Encourage your child to rest and drink plenty of fluids. Medication isn't needed. Call the doctor if your child seems unusually irritable, lethargic or uncomfortable.
3-6 months	Above 102 F (38.9 C) taken rectally	Call the doctor; he or she may recommend that you bring your child in for an exam.
6-24 months	Above 102 F (38.9 C) taken rectally	Give your child acetaminophen (Tylenol, others). If your child is age 6 months or older, ibuprofen (Advil, Motrin, others) is OK, too. Read the label carefully for proper dosage. Don't give aspirin to an infant or toddler. Call the doctor if the fever doesn't respond to the medication or lasts longer than one day.

생후 3~6개월 아기
38.9℃까지는 약은 필요없다.
충분한 수분 섭취 필요

38.9℃ 이상일 때는
의사의 진료를 받는다.

Age	Temperature	What to do
2-17 years	Up to 102 F (38.9 C) taken rectally for children ages 2-3, or taken orally for children older than 3	Encourage your child to rest and drink plenty of fluids. Medication isn't needed. Call the doctor if your child seems unusually irritable or lethargic or complains of significant discomfort.
2-17 years	Above 102 F (38.9 C) taken rectally for children ages 2-3, or taken orally for children older than 3	If your child seems uncomfortable, give your child acetaminophen (Tylenol, others) or ibuprofen (Advil, Motrin, others). Read the label carefully for proper dosage, and be careful not to give your child more than one medication containing acetaminophen, such as some cough and cold medicines. Avoid giving aspirin to children or teenagers. Call the doctor if the fever doesn't respond to the medication or lasts longer than three days.

2~17세의 아이들
38.9℃까지는 약은 필요없다.
충분한 수분 섭취 필요

38.9℃ 이상이더라도 **아이가 불편한 경우만**
타이레○이나 부루○을 줄것!

그리고 <u>다른 약물을 타이레○과 함께 주지</u>
<u>말 것</u>

아스피린은 절대 주지 말 것!

미국 존스 홉킨스 병원
발열 가이드라인

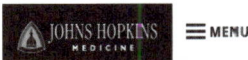

What are the symptoms of a fever?

Normal body temperature ranges from 97.5°F to 98.9°F (36.4°C to 37.2°C). It tends to be lower in the morning and higher in the evening. Most healthcare providers consider a fever to be 100.4°F (38°C) or higher. High fevers may bring on seizures or confusion in children. It's not how high the temperature is, but how fast the temperature goes up that causes a seizure.

A fever has other symptoms besides a higher-than-normal temperature. These are especially important when caring for babies, young children, and disabled people. These groups may not be able to express how they feel. Signs that mean

발열은 무엇인가요?

정상 체온은 36.4℃ ~ 37.2℃입니다.
체온이 38℃ 이상일 때 발열로 간주합니다. 열성 경련의 원인은 고열이 아니라, 체온이 얼마나 빠르게 올라가는지가 열성 경련을 유발합니다.

How is a fever treated?

You can treat a fever with acetaminophen or ibuprofen in dosages advised by your healthcare provider. Switching between giving acetaminophen and ibuprofen can cause medicine errors and may lead to side effects. Never give aspirin to a child or young adult who has a fever.

A lukewarm bath may reduce the fever. Alcohol rubdowns are no longer recommended.

Call your healthcare provider for guidance anytime you are uncomfortable with the conditions of the fever, and remember to contact your healthcare provider any time a temperature spikes quickly or persists despite treatment.

발열은 어떻게 치료하나요?

**타이레○과 부루○을 교대로 먹는 것은
의학적인 오류와 부작용의 가능성**이 있기 때문에 좋지 않으며
절대 아스피린을 주지 말 것!

하버드의대 부속 소아과 병원인
보스턴아동병원 발열 가이드라인

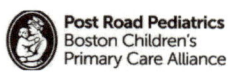

Fever

A child has a *Fever* if their temperature is 100.4°F or higher. A tactile or subjective fever is when the child feels warm to the touch - this is the least reliable way to measure a fever. Oral, rectal, tympanic and temporal temperatures are much more accurate. Most fevers are a result of a viral infection and are beneficial for sick children because they help the body to fight infection. The goal with fever therapy is to bring the fever down to a more comfortable level.

Symptom Management

Fluids:

Encourage drinking more fluids. Until 6 months of age only give extra formula or breast milk.

Fever Medicines:

For fevers 100-102°F, fever medicine is rarely needed. Fevers of this level don't cause discomfort, but they do help the body fight the infection. Before administering medication, please review our medication dosing guides. *Note: It takes 1-2 hours to see the effect of fever reducing medications.*

발열

발열은 38℃ 이상을 기준 합니다.
대부분의 발열은 바이러스 감염에 대한 결과로 <u>아픈 아이들의 면역력 향상을 위해서 이득</u>이 있다.

약물 치료

<u>38.9℃까지 약물은 거의 필요하지 않으며</u>, 이정도의 열은 불편함은 없지만, **감염에 대한 인체의 면역력을 돕는다!**

또한 약물을 투여한다면 1~2시간은 효과를 지켜보라!

Expected Course

Most fevers associated with viral illness fluctuate between 101-104°F and last for 2 or 3 days.

발열의 예후

바이러스와 관련된 대부분의 열은 38.3℃~40℃ 사이에서 2~3일 정도 있는 것이 예상되는 반응이다.

감기만 걸렸다 하면 고열로 입원하는 아이! 해열진통제, 항생제를
복용해도 달마다 고열이 납니다. 열감기 졸업하는 방법은 없을까요?

> 소화불량으로 열이 나는 환자도 있고, 바이러스가 침투해 열이 나는 환자도 있으며, 이 두 가지도 아닌 다른 증상의 합병증으로 열이 나는 경우도 있습니다.
>
> 소화불량으로 열이 날 때는 소화를 촉진시켜 인체의 독소를 내부에서 처리하는 속도가 빠르게 하여 열이 나는 원인인 소화불량을 완화하고, 동시에 손발 끝에 피를 내서(한의학에서는 자락이라 함) 위장의 막힌 적체로 인한 압력을 완화하면 점차 소화가 되어 열이 떨어집니다. 또한 피부에 바이러스가 들어와 열이 나고 한기(寒氣)가 들 경우에는 생강, 파뿌리 등의 한약재를 복용하여 체온을 상승시켜서 땀을 내게 하면 점진적으로 열이 떨어집니다. 이렇듯 원인을 근본치료하여 감기 증상을 완화하고 2차적으로 이 환자의 면역을 증강시킬 수 있는 면역증강탕을 3개월 정도 복용한다면 누구나 감기 졸업할 수 있다는 것을 이어질 임상 이야기에서 더 자세히 다루어 보도록 하겠습니다.

1) 소아들의 발열 원인은?

소아들의 발열 원인은 체내의 '독소'입니다. 독소가 외부로부터 침범하면 인체가 멸균을 시키기 의해서 발열하는 것입니다. 즉 발열은 독을 내보내기 위한 인체의 치료반응입니다. 진통제(해열제) 복용은 잠깐의 고통을 덜어주는 것뿐, 열의 원인을 더욱 악화시킬 수 있습니다. 그렇다면 발열의 원인이 되는 체내의 '독소'는 무엇일까요?
그 원인을 크게 두 가지로 봅니다.
소아는 가장 많은 경우가 식체(소화불량)입니다. 음식을 먹고 위에서 장으로 소화되지 못하고 위장에 정체되는 현상을 일반적으로 식체라고 합니다.

이때 열이 나는 이유는 위장이 음식물을 소화시키기 위해서 연동운동을 촉진시키면서 우리 몸이 열을 내기 때문입니다. 음식물을 소화시키기 위한 노력의 과정에서 생기는 열입니다.

그런데 이러한 열이 정상 체온을 넘어서 고열로 가는 이유는 소화되지 않은 음식물을 우리 인체는 독소로 인식하여 최대한 빠른 시간 내에 체외로 배출하려고 하기 때문입니다. 이 과정에서 입으로는 구토를, 항문으로는 설사를 하게 되고, 피부로도 노폐물을 배출하는데 이것이 두드러기입니다. 따라서 열을 동반하여 아이가 밥을 잘 안 먹거나, 구토, 설사, 두드러기 증세를 보이면, 이 열은 식체로 발생된 열입니다.

저희 병원에서는 식체로 인한 열에는 일단 소통을 위해 자락(손발을 따는 것)한 다음 '체열방'을 처방합니다. 체열방을 복용하면서 죽을 이틀 정도 먹이면 하루에 수십 번 하던 설사, 구토가 3일 내로 90% 이상 호전을 보였습니다. 원인만 제대로 알면 근본치료할 수 있습니다. 설사를 한다고 해서 병원에 가면 장염이라고 지사제를 먹여서 설사를 멎게 합니다. 제 표현으로는 틀어막는다고 합니다. 틀어막으면 노폐물이 배출되지 못하고 몸 안에 그대로 남아서 만성 소화불량의 원인이 될 수 있음을 꼭 기억하시기 바랍니다. 당장에 설사가 멎는다고 좋아해서는 안 된다는 이야기입니다.

열의 원인으로 꼽히는 두 번째는 바이러스입니다. 찬 공기에 인체가 노출되면 면역력이 약한 아이들은 찬 공기 중의 바이러스가 코, 기관지 등 호흡기에 들어오거나, 피부로 침투합니다. 이때 피부에 바이러스가 들어오면 피부가 떨리는 현상이 생깁니다. 이것을 한의학에서는 오한이라고 합니다. 이때 우리 인체는 바이러스를 내보내려고 강력하게 저항을 합니다. 즉, 피부층에 침범한 바이러스를 체외로 배출하려고 열을 냅니다. 그래서 우리 조상들은 이러한 감기 기운을 느끼면 땀을 내어서 피부층의 바이러스를 체외로 배출했던 것입니다.

고열이 나고 오한이 있다고 해서 병원에 가 보신 분들은 모두 같은 경험을 해 보셨을 것입니다. 당장에 옷을 벗겨서 찬 수건이나 알코올로 다이의 몸을 닦아 내고 절대 이불을 덮어 주지 말라고 합니다. 아이가 고통스러워서 많이 울었던 경험, 다들 있으시지요? 생각해 보면 정말 위험한 발상입니다. 우리 몸이 땀구멍을 열어 바이러스를 내보내려고 열을 내어 스스로 치유하려는 힘겨운 싸움을 하는 것을 차라리 그냥 두었으면 더 나을 것을 단순히 열이다, 꺼야 한다는 발상으로 열을 내지 못하게 한다면 그 순간 열은 내리겠지만 그와 함께 바이러스도 우리 몸으로 더 깊숙이 숨어 버린다는 것을 명심해야 합니다.

우리가 어렸을 적 기억을 한번 떠올려 봅시다. 피곤한 상태에서 찬 바람을 쐬면 춥고 열이 나지요. 으슬으슬 추울 때 아랫목에 몸을 덥혀서 땀을 내고 나면 바이러스가 땀으로 나가게 되고 열이 떨어집니다. 이것이 가장 과학적인 열감기 치료법이었습니다. 그런데 지금은 어떤가요? 우리 아이들은 조금만 열이 나면 해열제(아스피*, 타이레*)를 먹이고, 옷을 벗기고, 찬 수건으로 닦아 냅니다. 우리 몸 깊은 곳에 숨어 있던 바이러스가 다시 활동하면서 당연히 조금 있으면 또 열이 나고, 하루 이틀 후엔 감기가 안으로 들어가서 기침감기, 폐렴 등으로 전이되는 것입니다.

아이가 오한을 동반하여 열이 날 때는 먼저 머리를 찬 수건으로 닦아 주시고, 춥다고 하면 반드시 옷을 따뜻하게 입히셔야 합니다. 그 다음은 생강차(생강을 달인 물)를 먹고 땀을 내게 하세요. 이렇게만 해도 대부분 추위도 없어지고, 열도 바로 떨어집니다.

그래도 열이 떨어지지 않을 때는 약을 복용해야 합니다. 저희 병원에서는 감기로 인한 열에 먹는 '발열방'이 있습니다. 이를 가정에서 이틀분 정도는 항상 냉동실에 상비하셔서 열이 나면 즉시 복용하도록 해 주시고 뜨거운 생강차를 함께 마시면서 땀을 내게 해 주면 90% 이상은 24시간 안에 열이 떨어집니다.

극히 일부지만 발열방을 복용해도 열이 떨어지지 않는 경우가 있습니다. 이 경우에는 해열진통제를 병행합니다. 치료를 해 보면 이렇게 고질적으로 열이 안 떨어지는 환자의 대부분은 해열진통제를 오랫동안 복용했거나 면역이 극도로 약한 아이들입니다. 이런 아이들은 일반적인 아이들과 달리 손발을 따 주고 체열방, 발열방을 복용해도 열이 떨어지는 속도가 늦습니다. 그렇더라도 일단은 본원의 처방에 따라 체열방과 발열방을 복용하도록 해 주시고 그래도 해열되지 않을 경우에만 불가피하지만 진통제를 병행합니다. 그러면 전보다 열이 떨어지는 속도가 빨라지며 3개월 정도 면역증강이 되고 나면, 가볍게 손발을 따 주고 하루 이틀 공복과 휴식만으로도 열이 떨어지는 것을 경험합니다. 이때가 되면 "아 우리 아이가 드디어 정상적인 혈액순환을 하고 있구나." 하고 생각하셔도 됩니다.

앞서 열감기의 원인을 살펴보았습니다. 이처럼 열감기는 단순히 열을 내리는 치료를 해야 한다는 우리의 상식에서 빨리 벗어나야만 치료할 수 있습니다. 원인이 무엇인지를 정확하게 진단하여 그 원인을 치료할 수 있어야만 진정한 열감기 치료가 되는 것입니다. 무작정 설사를 멎게 하고, 무작정 체표의 열을 내려 주는 것은 치료가 아니라 앞으로 더 큰 부작용을 감당하게끔 불을 지피는 것과 같습니다. 원인을 정확하게 알고 우리 몸이 스스로 면역력을 길러 열을 이겨 내게 하는 것, 이것이 바로 면역증강 치료이며 감기 졸업으로 가는 첫걸음입니다.

2) 세 아이의 아빠로서...

저는 슬하에 2녀 1남을 두고 있습니다. 보통 아기들이 그렇듯 저희 아이들도 열감기, 기침감기, 아토피 등으로 고생하였고, 아이들이 아플 때마다 저도 똑같이 마음 아팠습니다.
세 자녀를 키우면서 부모의 마음을 더 많이 이해하게 되었고 아이들의 생리적 특성도 더 많이 알 수 있게 되었습니다.

소아들의 생리적 특성상 아직 장기가 미성숙하고 이로 인해 잔병치레가 많습니다. 아이들은 조금만 피곤하면 쉽게 염증(감기)이 생기고, 조금만 소화불량이 발생되면 열이 나고 구토, 설사(장염), 복통, 두통, 가래, 눈곱, 멀미, 알레르기 증상이 나타나게 됩니다. 그러나 그때마다 근본치료가 아닌 대증요법(잠시의 고통은 완화하나 면역력을 떨어뜨리는)만 한다면 아이들은 점점 건강을 잃게 되고 감기를 달고 다니게 됩니다.

열이 났을 때 무조건 진통제(해열제)만 쓴다면 잠깐 소아의 고통은 경감시키지만 원인이 제거되지 않았으므로 잦은 열에 시달리게 되는 것입니다.

아이들을 키울 때를 되돌아 생각해 보면 피로와 소화불량 발생 시 어김없이 고열이 났습니다. 그때마다 우리 부부는 원인이 되는 최근 과로와 과식을 반성하며 하루, 이틀은 학교를 쉬게 해 주고, 열이 나는 동안은 소화불량을 만들지 않기 위해서 공복을 취하게 했습니다.

하루는 첫째 딸이 유치원을 다니던 어느 여름날, 진료를 보는 중 집사람에게서 전화가 왔습니다. 둘째 딸이 전날 언니와 늦게까지 놀더니 다음 날 열이 심하게 난다는 것입니다. 우선 집에 상비해 두고 있던 체열방과 소시호탕을 복용하고 공복을 유지하니 몇 시간 뒤 열은 조금 내렸는데 아이가 계속 아무것도 안 먹어 너무 처진다고 연락이 왔습니다. 뭘 좀 먹이거나 링거 맞춰야 하지 않겠냐고...

아이가 고열이 나서 아무것도 먹지 못하면 응급실에 달려가 링거를 맞는 경우가 많습니다. 무엇을 해 주어야 할지 모르기 때문입니다. 그럴 때는 굳이 응급실까지 가서 링거를 맞는 대신에 동치미 국물과 수박국물을 먹이며 가벼운 죽을 먹도록 하는 것이 좋습니다. 무로 만든 동치미 국물은 체액을 증가시키고 짭짤한 국물 속에는 나트륨(Na^+)이 포함되어 있습니다. 또한 무는 천연 소화제입니다. 수박은 체액을 보강하고 당을 올리는 효과가 있으며 해열작용이 있습니다. 연하게 만든 찹쌀죽과 동치미 국물을 함께 복용하도록 하는 것은 조상의 지혜입니다.

그날 둘째 딸은 링거를 맞지 않고 미음과 동치미 국물을 마셔서 기운을 차렸으며, 그렇게 저희 집 건강을 지켰습니다. 당연히 아이가 고열에 시달릴 때는 진통해열제를 먹여 빨리 열을 떨어뜨리고자 하는 마음이 생기지만, 그것은 실제로 열이 떨어지는 것이 아니라 진통효과를 통해 몸을 속이는 것일 뿐입니다. 열의 원인이 되는 부분을 찾아 고쳐야 합니다. 특히 여름철의 고열은 소화불량을 대부분 동반하고 있으므로 절대 과식해서는 안 됩니다. 열이 날 때는 손발을 따서 충분히 출혈시킨 다음 공복과 휴식을 취하게 하는 것이 중요합니다.

자연계의 모든 동물은 아프면 최대한 굶고 가만히 휴식을 취하려고 합니다. 그러나 사람은 조금만 열이 나면 해열진통제를 복용하고 몇 시간 열이 떨어지면 그때 또 우유를 먹입니다. 그러면 또 소화불량이 발생되어 고열이 납니다. 악순환의 반복인 것입니다. 이 악순환을 끊기 위해 열의 원인치료를 시도해 보는 것이 중요합니다. 저희 한의원에 내원하는 소아들은 열이 나게 되면 원인에 따라(오한 동반 여부에 따라) 체열방(소화제)과 발열방(땀을 내게 하는 처방)을 처방하고 포룡환(고열로 인한 경기예방)과 소시호탕(고열 시에 독소를 배출하는 처방) 등을 복용하게 합니다.

저 역시 세 아이를 키우면서 고열 시에 10번 중 한두 번 외에는 해열진통제 없이 열을 내렸습니다. 상비약과 손발을 따고 공복을 취하는 것만으로도 대부분은 해열진통제 없이도 나았습니다. 항생제까지 쓴 적은 당연히 없었습니다. 딱 1번, 첫째 딸의 체온이 40도까지 올랐을 때 고통을 덜어 주기 위해 진통제(해열제)의 힘을 빌린 적이 있지만, 입원을 시키거나 항생제를 사용한 적은 단 한 번도 없다고 자신 있게 말씀드릴 수 있습니다.

TIP 열이 나는 원인은 무엇인가요?

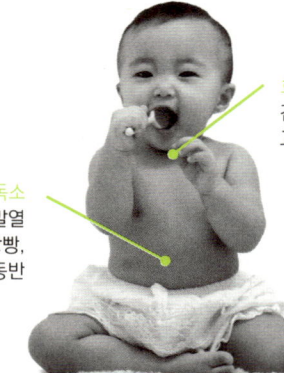

호흡기 독소
감기바이러스에 의한 상기도 감염
고열, 오한, 신체통 동반

소화기 독소
소화불량(식체)에 의한 발열
미열, 식사거부, 배가 빵빵,
손발 차가움 등의 증상 동반

해열진통제를 복용하는 것은 우리가 생리통, 두통에 진통제를 복용하여 통증을 없애는 것처럼 발열이 날 때 진통제 종류인 타이레*(Acetaminophen), 부루*(Ibuprofen)을 복용하여 4시간을 진통시키는 것과 같습니다. 진통제가 생리통이나 두통의 근본 원인을 치료해 주지 못하는 것처럼 해열진통제가 열의 원인을 근본적으로 없애 주지 못하기 때문에 감기만 걸리면 고열로 고생하게 되며, 해열진통제를 복용해도 4시간 뒤 다시 열이 오르는 경우가 많습니다.

문제는 acetaminophen의 경우 간 손상의 우려가, ibuprofen의 경우 소화불량의 우려가 동반된다는 것입니다. 우리 아이를 위해 이러한 화학약품 대신 열의 근본 원인을 찾아 치료해 보아야 합니다.

열의 원인은 면역이 저하된 상태에서

1. 감기 바이러스가 침입하거나
2. 소화기 독소가 생겨

마치 멸균하기 위해 물을 끓이듯이 우리 몸에서 열을 내는 것입니다.
외부 독소에 반응하는 우리 인체의 정상적인 방어기전 중 하나입니다.

즉, '열'은 질병이 아니라 인체가 보내는 '피로(면역 저하)'와 '독소(균, 바이러스)'에 대한 신호입니다.

열이 날 때 가정에서는?

특히 나이가 어릴수록 소화불량 요인이 많습니다. 오한을 동반하지 않는 발열의 경우 먼저 손발을 따 주시고, 공복을 취하는 것이 좋습니다.
머리 쪽에는 찬 수건을 대 주되, 아랫배는 따뜻하게 합니다.
천연 소화제인 동치미 국물이나, 여름에는 시원한 성질이면서, 소화가 잘되는 수박을 먹이는 것이 좋으며 식사는 반드시 소화가 잘되는 죽 종류를 섭취하도록 합니다.

자락(1, 2번째 손발 따기), 어떻게 하나요??

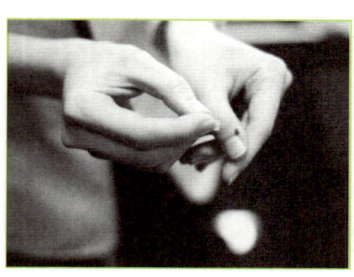

1, 2번째 손가락 끝을 빠르게 출혈시킵니다.
많은 부모님들께서 발도 함께 따 주었을 때 훨씬 열이 빨리 떨어졌다고 말씀하셨습니다.
가정에서는 당 체크를 하기 위해 사용하는 란셋을 사용하시는 것이 편하며, 근처 약국에서 쉽게 구입하실 수 있습니다.
사용하시던 바늘을 재사용할 경우 감염의 위험이 있으니, 반드시 일회용 란셋을 구입하시길 바랍니다.
피가 나면 지혈을 시키는 것이 아니라 소통이 되기 위해 어느 정도 출혈을 시키는 것이 좋습니다.

지금까지 해 온 순서 바꾸기!

고열 시에 진통제(Acetaminophen, Ibuprofen - 간 손상, 위장 손상의 부작용), 항생제(위장 손상 부작용) 대신에 고열의 원인이 피로+소화불량이 많으므로 손발을 따고 한방 소화제(체열방)와 심장을 안정시키는 포룡환을 복용합니다. 이렇게 해도 열이 떨어지지 않고 고열로 인하여 고통스러워하면 그 이후 해열 진통제를 소량 복용하도록 합니다.

처음부터 고열 시에 해열진통제 없이 넘어가기는 쉽지 않습니다. 하지만 순서를 바꿔 한번 시도해 보는 것은 매우 의미 있는 방법입니다. 처음에는 한방치료로 열이 떨어지지 않았던 소아들도 대부분 3개월 정도의 면역증강 후에는 점차 진통해열제를 먹는 빈도가 줄어들고 생후 처음으로 진통제, 항생제 없이 열감기가 낫는 경험을 하게 됩니다.

그 이후부터는 진통제 없이 고열을 원인 치료했으므로 고열이 일어나는 빈도가 확연하게 줄며 진통제 없이 열감기 치료를 경험했던 부모님들은 열감기에 대한 고민에서 완전히 벗어나게 됩니다. 대신 열이 나면 우리 아이가 과로를 했는지, 과식을 했는지 등을 확인하고 그에 따른 원인치료를 하게 됩니다. 열감기 졸업은 너무나 쉬운 치료 중에 하나입니다.

진통제 대신에 체내의 독(소화불량)을 배출하고 체력을 증진시키는 것이 열감기의 근본치료입니다.

고열 시 해야 하는 행동(O) 안 되는 행동(X)

(必) 휴식과 공복 (O)
(必) 수족 자락(손발 따기) (O)
(必) 죽(미음), 동치미 국물, 수박 (O)

(不可) 유제품, 밀가루 음식 (X)

진통해열제, 주의사항 다시 한번 체크하세요!

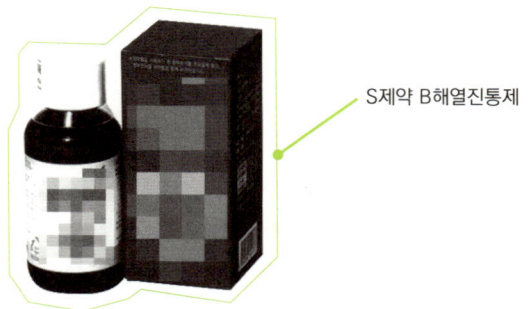

S제약 B해열진통제

경고
이 약 복용 시 치명적일 수 있는 중대한 심혈관계 혈전반응,
심근경색증 및 뇌졸증 위험이 증가하며, 위장관 출혈, 궤양 및 천공 등
심각한 위장관계 이상반응이 나타날 수 있음.

6개월 미만 영아에 대한
안정성, 유효성이
확립되어 있지 않다.

어린이/노인에 대한 투여 :
필요한 최소량 신중히 투여

TIP 해열제 없이 열 내리는 방법

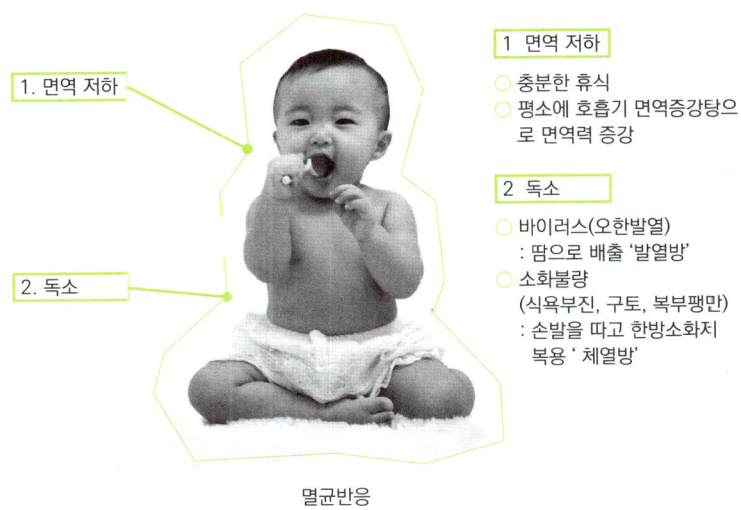

멸균반응

열은 인체가 독소를 저거하기 위해 멸균하는 과정입니다. 크게 두 가지 독소 요인에 의한 발열이 있습니다.

첫 번째는 흔히 아는 감기 바이러스에 의한 발열로 이때는 고열이 나며 몸이 으슬으슬하는 오한 증상이 대개 동반됩니다.
열이 날 때는 틀어막기보다는 **발열방** 복용을 통하여 땀을 내어 발산시키면 됩니다. 이것이 바로 감기에 걸리면 따뜻한 죽을 복용한 후 이불을 덮어쓰고 한숨 자면 열이 내리고 몸이 조금 가벼워지는 것과 같은 원리입니다. 즉 외부에서 온 적은 내부에서 약물이나 음식을 통해 열을 발생시켜 땀구멍으로 내보내야 합니다. 이것이 본원에서 처방하는 발결방의 원리입니다.

두 번째는 소화기 독소에 의한 발열로 25년간의 20,000명 이상의 영유아들의 치료경험상 두 번째 요인이 훨씬 더 많았습니다. 배가 빵빵하거나 식사를 잘 하지 않으려고 하는 등의 증상을 통해 확인할 수 있습니다. 이때 진통해열제를 먹이면 4시간 진통해열이 되지만 또다시 소화불량을 유발하여 낫지 않고 미열이 있는 상태가 계속 유지됩니다.

이때는 최대한 공복을 유지하되 아이가 굳이 음식을 먹으려고 하면 묽은 찹쌀죽과 같이 소화가 잘되는 것으로 먹이고 손발을 따서 위장이 움직일 수 있게 해야 합니다. 이렇게 소화기 장애로 아래가 막혀 열이 나는 경우에는 소화기를 편하게 해 주어 열을 내리는 본원의 **체열방**을 처방합니다.

열감기 근본치료 후기

감기 계속 없음. 최근 야뇨증상 없음.

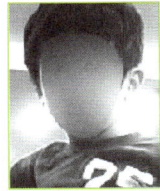

이름	박범주		
성별	男	나이	4세
주소	대구시 달성군		
초진 일자	2008.10.18-2009.4.17		
기타	열감기, 비염, 기침, 야뇨 모두 호전!!!		

현병력
(증상)
	주소증. 잦은 열감기
	○ 동반증상 식욕부진, 수면불량(잠꼬대 多)
	               비염
	               야뇨증(주 1회)
	과거력. 중이염

치료 내용	○ 아침 점심 : 열감기예방 소화기 혈액 순환제 ○ 저녁 : 기침치료를 위해서 폐혈액순환제
치료 경과	**2008.11.14** 콧물, 기침이 조금 있으나 많이 좋아짐. 수면 양호.(깨는 것 없음) 야뇨증상은 여전. **2008.12.30** 기침은 가끔 하지만 심하진 않음. 콧물, 열감기 없음. 소화도 잘되고 변도 잘 본다고 함. 최근 야뇨 없음. **2009.1.12** 많이 좋아졌다고 함. 콧물도 없고, 야뇨는 많이 줄었으나 가끔 1번씩 있음. **2009.2.23** 감기 계속 없음. 잘 먹고 잘 자는 상태 유지. 최근 야뇨증상 없음.
진단 및 치료	열감기를 치료하는 것이 가장 중요합니다. 범주는 열이 날 때 반복적으로 해열진통제를 복용하였으나 점점 증상이 개선되지 않는 경우가 많게 되고 계속해서 증상이 반복되며 최근에는 열뿐만 아니라 코감기, 기침, 중이염, 수면장애, 식욕부진까지 생긴 상태였습니다.

진단 및 치료

앞으로는 증상이 있을 때 먼저 화학약품의 복용부터 하지 말고 원인치료를 받을 것을 강조드리며 열은 병이 아니라 우리 몸에서 스스로 독소를 내보내기 위해서 대사를 항진하는 과정에서 나타나는 것이라고 설명드렸습니다. 따라서 먼저 진통제를 먹이기 전에 두 가지 원인인 피로와 소화불량을 제거하는 것이 우선입니다.

열이 나면 요 근래 과식이나 체력이 소모된 일이 많은지 생각해 보시고, 억지로 먹이면 체내 독소가 증강되어 더욱 고열이 나므로 최대한 공복상태를 유지하고, 미음 정도를 복용하고 소화되기 힘든 유제품·육류·가공식은 삼가며 휴식을 취하게 하는 것이 가장 중요합니다.

그리고 보다 빨리 소화시키고 독소제거를 위해서 집에서 고열 시 손·발끝을 출혈시켜서 배가 빵빵해진 것을 압력을 떨어뜨리며 동시에 본원에서 처방하는 상비약인 소화제와 땀나게 하는 한약을 복용하여 화학약품인 진통제가 아닌 소화를 촉진시켜 주는 한약재 소화제와 독소를 땀으로 내보내게 하는 약을 동시에 복용시킵니다.

그래도 열이 떨어지지 않고 고열까지 가면 이때에는 어쩔 수 없이 해열진통제를 복용합니다.

지금까지 해 왔던 것과는 다르게 하시고 임시처방으로 진통제의 상습복용보다는 원인치료에 집중하시기 바랍니다. 면역증강이 3-4개월 정도 된 이후에는 손발만 따줘도 열이 떨어진다고 대부분의 부모님이 말씀하십니다. 그리고 부모님들이 이미 자녀분의 몸 상태에 대해서 본원에서 학습했으므로 '아이가 어제 과식을 했거나 많이 뛰어놀아서 피곤한 이후에 열이 났습니다.' 또는 '낮에 고기를 먹고 밤새 토하고 열이 났습니다.' 등 예전처럼 무조건 병원에 가서 목이 부었으니 해열진통제와 항생제를 처방받는 것이 아니라 휴식을 취하고 손발을 따고 소화제를 먹는 근본치료에 관심을 가지십니다. 중요한 것은 증상은 우리 몸이 스스로 우리 몸을 치료하는 과정이므로 최대한 몸의 저항력을 길러 주고 몸에 무리가 가지 않게 하는 방법으로 치료하는 것이 가장 중요합니다.

보다 건강한 사람은 조금 체해도 열이 나지 않으며 열이 나도 손만 따 주고 등만 여러 번 두드려 줘도 열이 내리기도 합니다. 그러나 심한 소화불량과 피로로 발생되는 경우는 손발을 따거나 소화제를 복용해도 열이 떨어지지 않습니다.

심한 경우 해열진통제를 복용하여도 열이 며칠씩 진행되는 경우가 많습니다. 이럴 때 우리 아이가 요 근래에 매우 피곤했었고 최근에 인스턴트음식, 육류 등을 많이 섭취해서 체내에 독소가 많이 쌓여 있었으므로 며칠간 독소가 나가고 휴식을 통해서 체력을 끌어올려야 되겠다고 생각하는 것이 매우 중요하다고 생각됩니다.

진단 및 치료

본원에서는 거의 대부분 열감기를 완치시켰으며 본원에 내원했던 자주 열감기에 시달렸던 아이들이 6개월-1년간 열감기를 하지 않아서 부모님이 무척 기뻐하시는 것을 많이 보았습니다.

앞에서 언급했듯, 특별한 방법을 사용한 것이 아니라 열이 나면 진통제를 먹는 게 아닌, 인체가 스스로 체내의 독소를 몰아내도록 하였습니다. 공복 상태의 유지, 소화를 촉진시켜 주는 한약의 복용, 그리고 적절한 휴식을 통해 우리 몸이 치유되는 것을 경험하는 것이 매우 중요했습니다. 그리고 열이 나고 나면 그 이후에 코감기, 기침, 중이염, 수견장애가 동시에 또는 순차적으로 나타나는데 이것 또한 화학약품의 2-3주간의 복용이 아니라 면역증강 한약의 복용으로 기침이 낫고 코감기가 낫고 중이염이 낫는 것을 경험하는 것이 매우 중요합니다.

화학약품의 임시처방은 매우 심할 때 하루 이틀 복용하는 것은 괜찮으나 장기간 복용하는 것은 면역력을 떨어뜨려서 잦은 감기에 고생하는 경우를 매우 자주 보게 됩니다.

건강한 사람은 양약, 한약의 복용 없이도 감기에 걸리면 하루 이틀 쉬면 코도 좋아지고 기침도 좋아지게 됩니다.

이것이 면역입니다.

따라서 열감기에 자주 걸리는 아동들은 평소에 소화기능을 촉진시켜 주는 한약과 면역을 증강시켜 주는 한약을 처방합니다.

열감기 근본치료 후기

열감기를 졸업하니 화학 약품 없이도 겨울을 잘 이겨 냈어요

잦은 열 감기 졸업	이름	최재웅		
	성별	男	나이	4세
	주소	충북 충주시 용산동		
	초진 일자	2008.10.6		
	기타			

현병력 (증상)	**주소증. 잦은 열감기** ○ 가와사키병 이후 한 번씩 무릎, 발목 통증 ○ 동반증상 : 가래 기침, 천식, 비염 　　　　　도한(잘 때 옷이 젖을 정도로 식은땀) – 면역력 저하의 전형적 증상
치료 내용	○ 오전 : 열감기가 생기지 않아야 하므로 소화를 촉진시켜 주는 열감기 예방 및 소화기 혈액 순환제 ○ 점심 저녁 : 기침 심할 때 수시로 복용. 호흡기 혈액 순환제를 증류시럽 한약으로 처방함
치료 경과	복용 1달 정도 후부터 양약 복용 없이도 기침 호전되었으며 차도가 있다고 부모님이 말씀하심. **2008.12.9** 겨울이고, 화학약품을 중단함에도 불구하고 기침은 거의 안 함. 약간 그렁그렁 소리가 나는 정도임. 콧물은 약간 있고 코 막힘은 없다. 배 아프다는 소리도 거의 없고 먹는 것은 전보다 훨씬 잘 먹고 열감기도 없었다. 식은땀을 많이 흘렸는데 땀이 많이 줄었고, 무엇보다 예전보다 몰라보게 에너지가 생긴 것 같다고 함. **2009.1** 소화불량이 발생되면 열이 났는데 손발을 따고 본원의 소화제와 땀내는 약을 복용하니 전보다 빨리 열이 떨어졌고, 열감기 이후에 기침도 전처럼 몇 주간 화학약품을 먹인 것이 아니라 휴식과 본원에서 처방한 기침약을 먹고 1주 만에 나았다고 기뻐하심. 겨울을 전과는 비교할 수 없을 만큼 잘 이겨 냈다고 함.

진단 및 치료

무엇보다도 이제는 열이 나면 "아, 우리 아이가 피곤하거나 소화불량이 있구나. 며칠 쉬게 해 주고 소화 안 되는 우유, 고기, 인스턴트 음식은 며칠 안 먹어야 되겠구나. 그리고 속이 안 좋아서 안 먹으려고 하니 며칠 먹으려고 할 때까지는 억지로 먹이지 말고 기다려야겠다." 이렇게 생각하는 것을 배우셨다고 합니다.

본원에선 10명이면 10명 모두 부모님들이 "우리 아이가 열감기를 전보다는 훨씬 덜해요."

이렇게 말씀하십니다. 저는 이제는 놀랍지도 않습니다. 제가 무슨 큰 기술이 있는 것이 아니라, 원인치료를 생각해 보자는 것이 중요합니다. 열이 나면 무조건 열을 없애려고 찬물에 씻거나 진통제를 먹여서 억지로 열을 떨어뜨리는 것은 증상만 없애는 것이므로 왜 열이 나는지를 생각해 보자는 것입니다. 우리 몸이 열을 내는 것은 몸 안에 노폐물을 내보내려고 우리 몸이 신진대사를 증진시켜 주는 것이므로 최대한 배 속을 비우고, 손발을 따서 복부의 압력을 낮춰 주는 것입니다. 그리고 자연에서 나는 식물로 만들어진 천연 소화제로 위장운동을 촉진시키는 것입니다.

너무 고열이 나서 뇌나 생명을 위협한다면 해열진통제가 응급으로 필요하지만, 38도 전후의 심하지 않은 열이라면 무조건 진통제만 먹는 것보다는 원인치료를 하는 것이 매우 중요합니다. 대부분의 아이들은 3-4개월 면역증강처방 후에 열이 나도 부모님이 우리 아이가 왜 열이 나는지를 이미 알게 되고 손발을 따고 하루 이틀 공복을 취하며 본원에서 처방하는 한방소화제(체열방)와 땀을 나게 하는 처방(발열방) 복용으로 열이 완화되는 것을 경험하면서 지속적으로 면역력을 증강하면 거의 10이면 10명의 부모들이 "우리 아이는 올해는 열감기를 한 번도 안 했어요." 이렇게 말씀하십니다.

우리 몸은 스스로 치료하기 위해서 열을 냅니다.

지금 우리 몸에서 갑자기 열이 난다면, 외부에서 독소가 귀장으로, 피부로, 코 등으로 들어왔다는 뜻이므로 독소를 내보내고, 몸을 건강하게 만들어서 우리 몸이 독소를 스스로 이길 수 있도록 만드는 근본치료를 해야 합니다.

따라서 증상만 없애는 것이 아니라 증상이 생긴 원인을 없애는 것이 근본치료일 것이며, 대개의 영유아, 어린이들은 급격한 성장기에 있으므로 항상 영양이 모자랍니다. 이것은 영양학에서 말하는 영양의 의미와는 다르며 이를 한의학에서는 기와 혈이라고 합니다.

보다 쉽게 말하면 "기는 기운이 없다. 혈은 건조하다."와 유사합니다.

1. 기허증(기운이 약한 증상)

아이들이 몸이 약하고, 마르거나 키가 작고, 또래보다 감기를 자주 하고, 혈색 없고 감기를 달고 다니며 한 번 걸리면 오래가고, 겁이 많다면 이는 기허증에 해당합니다. 이러한 경우에 기를 보하는 황기, 인삼, 사삼, 백출, 감초, 당귀신, 진피... 등 20여 가지의 처방을 사용하는 것을 면역증강탕이라고 합니다.

CHAPTER 03. 열감기 졸업

진단 및 치료

2. 기실증(기가 실한 증상)

또래보다 덩치가 크거나 식욕이 왕성하고 몸에 열이 많아서 주로 코가 막히거나 코피가 자주 나고, 잘 흥분하고, 때로는 과격하고 ADHD 진단을 받기도 합니다. 그리고 몸 안에 열로 비만이 염려되거나 조기성장의 문제가 발생되기도 합니다. 몸 내부의 열로 피부건조증, 아토피가 있는 경우도 많습니다.
이런 경우는 몸 안에 열을 완화하는 찬 성질의 약재와 몸 안에 수분공급을 촉진하는 약재를 가감한 처방을 사용합니다.
대부분 축농증, 비염, 코 막힘, 천식, 아토피의 문제들이 체내의 열을 꺼 주고, 수분공급을 통해서 해결되며 무엇보다도 산만하고 성격이 사나운 아이들이 눈에 띄게 차분해지고 집중력이 증대되는 것을 자주 보게 됩니다.
처음엔 저도 많이 놀랐지만 지금은 이와 같은 사례들이 반복되다 보니 치료 전에 미리 자녀분의 예후를 말씀해 드립니다.

3. 혈허증(체내에 수분이 모자라는 증)

혈허증은 피부의 건조증, 뇌의 빈혈로 생각할 수 있습니다.

4. 기체(기가 막힌다)

소화불량과 유사합니다. 영유아의 병은 기체(소화불량)가 많습니다. 기체증으로 열감기, 수면장애, 식욕부진, 혈색이 없음, 잦은 복통, 식후 설사, 변비, 잦은 복부 내 가스, 입 냄새, 멀미, 손발이 찬 수족냉증, 여아의 냉대하증... 모두 기체증(소화불량)입니다. 이런 영유아에게 소화되기 힘든 우유를 주식으로 한다면 과연 그 아이가 주식을 먹고 건강해질 수 있을까요?
특히 유전자를 제공하는 그 부모님이 우유를 먹으면 속이 안 좋은 경험이 많았다면 더욱 문제가 아닐 수 없습니다.
그래서 이런 경우에는 본원에선 유제품을 줄여 나가라고 강권하고 있습니다. 그리고 치료의 우선을 소화가 잘되게 하는 한약재의 처방으로 하고 있습니다. 그러면 위에서 언급한 모든 증상의 개선은 물론이고 무엇보다 식욕의 증강으로 열감기, 잦은 감기, 활력 없는 증상, 겁 많은 증상과 변비, 설사, 피부알레르기, 아토피까지 좋아지는 것을 매번 보게 됩니다.
여러분 가정에서 자녀분들을 살펴보시기 바랍니다.
적어도 자녀분이 배가 아프거나 소화가 안 될 때만이라도 유제품을 줄이시기 바랍니다.

열감기 근본치료 후기

열감기를 안 하니 경기도 없어졌어요

경련 감소 잦은 열감기 졸업 성장 수면 개선	이름	이보겸		
	성별	男	나이	생후 18개월
	주소	경남 합천군		
	초진 일자	2008.5.7		
	기타	경련 동반		

현병력 (증상)	**주소증. 잦은 열감기** ○ 2007년 12월, 2008년 4월 경련 2회 ○ 감기를 달고 살고 있음(열감기, 목감기, 콧물, 중이염) ○ 동반증상 : 심실 중격 결손으로 복약 중 　　　　　　자주 놀라고 소리에 민감 　　　　　　허약증(또래에 비해 많이 작음)
치료 내용	최근의 열감기, 경기를 치료하기 위해 소화기를 강화해야 함 먹기 좋은 증류시럽한약으로 ○ 아침 점심 : 열감기를 예방하는 위장혈액순환제 ○ 저녁 : 면역증강을 위해서 호흡기면역증강탕
치료 경과	2008.5.7 잠은 전보다 잘 잔다고 함. 열감기 없음. 2008.6.13 감기 없이 잘 지내고 있음. 2008.6.23 열이 난다고 함. 해열진통제 복용은 줄이고 손발 따고 본원의 소화제인 체열방과 땀을 내게 하는 발열방을 복용하고 열이 내림.

CHAPTER 03. 열감기 졸업

치료 경과	**2008.7.22** 양약복용이 없는데 최근에 감기 없음. 먹는 건 전보다 잘 먹고 한 번 정도 체한 것 말고는 괜찮다고 함. 잠을 잘 자고 놀라는 게 줄었음. 땀도 전보다 덜 흘림. 경기, 열감기 모두 없음. **2008.8.13** 한번 열 났었는데 손발 따고 체열방, 발열방 먹고 하루 만에 나았음. 양약 먹을 때보다 열감기가 빨리 낫고 그리고 1달씩 지속되던 비염증상도 며칠 만에 낫는다고 함. 면역력이 생기고 있다고 설명드림. **2008.9.4** 며칠 전에 피곤해서 감기증상으로 열이 나고 콧물이 있었는데 양약 복용 없이 며칠 만에 스스로 나았다. 최근에는 계속 경기가 없음. 놀라는 빈도나 횟수가 많이 줄어듦. 땀도 많이 안 남. **2008.11.14** 계속 감기 없음. 잠을 잘 잠. 경기도 없음. 키가 많이 컸다고 함.
진단 및 치료	보겸이는 심장기능이 약해서 잘 놀라고, 쉽게 불안해하며 경기를 몇 회 했던 아이입니다. 따라서 심장의 안정이 있어야만 경기가 줄고 숙면과 성장 발달이 가능합니다. 또한 위장기능의 허약으로 식욕이 부진하고, 잦은 열감기를 반복하고 있었으므로 소화기를 촉진시켜서 식욕을 증진하고 열감기를 예방해야 합니다. 일단 열감기를 졸업해서 열이 나지 않으면 '경기'는 예방될 수 있습니다. 따라서 심장을 안정시키고 소화기를 강화하며 호흡기의 면역력을 증가시키는 치료를 모두 해야 하지만 소화기와 호흡기 허약증이 심했기 때문에 오전에는 위장의 혈액순환제, 저녁에는 호흡기 면역증강제를 사용하였습니다. 다행히 몇 개월간 한약 복용 후 면역력이 생기기 시작한 보겸이는 감기를 덜 하게 되었고 체력도 올라가게 되어 비염, 경기 증상 또한 호전되었습니다. 이렇게 보겸이와 같이 몸이 허약하여 자주 감기에 걸리고 그때마다 화학약품을 장기간 복용하여 체력이 더욱 약해지고, 또 약해진 면역 때문에 감기를 달고 다니는 악순환의 연속을 경험하는 허약한 아이들이 많습니다. 따라서 면역력을 증강시켜 주고 증상에 따른 면역증강 한약복용을 통해서 감기에 안 걸릴 만큼의 체력을 길러 주는 것이 중요합니다.

CHAPTER 04.
코감기 졸업

아무리 항생제, 항히스타민제등 화학약품을 복용해도 반복되는 비염, 축농증. 병원에서 처방하는 감기약, 비염약을 열심히 챙겨 먹어도 계속되는 콧물, 코막힘. 근본치료는 없는 걸까?

Q. 아무리 항생제, 항히스타민제 등 화학약품을 복용해도 반복되는 비염, 축농증. 감기약, 비염약을 아무리 열심히 챙겨 먹어도 계속되는 콧물, 코막힘의 근본치료는 없나요?

A. 지난 25년간 수많은 소아 치료 경험을 통해서 알레르기 비염, 축농증으로 1년 동안 달고 다니는 영유아의 코감기는 졸업할 수 있다는 것을 알게 되었습니다. 영유아들은 코 안 피부가 매우 부드럽고 약해 조금만 찬 공기, 이물질이 코 안으로 들어와도 쉽게 붓게 됩니다. 이때 이물질을 배출하기 위해서 하는 우리 몸의 방어기전이 콧물, 재채기, 기침 등입니다.

그런데 영유아들에게 흰 콧물, 재채기 증상이 있을 때마다 잠시의 고통을 덜기 위해 항히스타민제를 처방하고 노란 콧물을 축농증이라 진단하여 항생제를 장기간 처방하면 오히려 면역력이 저하되어 지속적으로 달고 살게 되는 것입니다.
항히스타민제, 항생제의 복용으로 코 안이 더욱 건조해지고 면역이 저하되면 오히려 염증이 만성화되고 염증이 잘 낫지 않는 단계에 이르게 되고 이 단계에서는 감기약을 계속해서 먹어도 잘 낫지 않게 됩니다.

따라서 근본치료를 위해서는 어릴 때부터 비염, 축농증 시 잠시의 고통을 완화시켜 주는 화학약품이 아니라 **면역력(체력)을 증강시켜 주는 천연약재를 복용하여 코 안의 염증의 회복 속도가 빨라지도록 도와주도록 해야 합니다.** 혈액순환이 촉진되어 코 안 점막에 혈류공급이 풍부하게 되면 백혈구의 증강으로 염증이 빨리 낫게 됩니다.

1) 왜 낫지 않을까?

콧물, 재채기에 항히스타민제를 복용하면 코 안이 잠시 덜 가렵고 콧물이 줄게 되지만 부모님께서는 이것을 보고 기뻐하시면 안 됩니다. 항히스타민제는 잠시의 고통은 즐여 주지만 장기간 복용하게 되면 입 마름, 피부건조, 피로, 졸림 등을 유발하기 때문입니다. 즉 면역을 증강시키는 것이 아닙니다. 오히려 코감기 때마다 복용하면 아이들이 면역력이 저하되어 코감기를 달고 살게 됩니다.

코 점막의 염증은 면역 저하의 신호입니다.
당연히 기운이 나고 혈색이 좋아지게 하는 천연약재의 복용으로 낫게 해야 합니다. 이렇게 낫는다면 면역력이 증강되고 코 안의 혈류공급이 증대된 것이므로 코 안의 염증이 발생되는 빈도가 확연히 줄게 됩니다. 지속적으로 면역증강이 이루어지면 마침내 염증 시에 며칠 쉬면 스스로 낫게 되는 정도까지 이르게 됩니다.

아울러 코 안뿐만 아니라 전반적인 혈색이 개선되므로 뇌 발달, 성장발달, 겁 많음, 자폐증상, 집중력장애, 우울감 등에도 부가적으로 도움이 됩니다. 이것은 수많은 임상경험을 통해서 이미 확인한 것입니다.

1999년부터 20,000명 이상의 소아들을 치료하면서 부모님들을 통해서 제일 많이 들었던 말은 처음 내원했을 때는 "원장님 우리 아이는 비염, 축농증이 있을 때마다 열심히 약을 먹었는데도 비염, 축농증을 달고 삽니다. 정말 근본치료가 될 수 있을까요?"라는 질문이고 1년 후에는 "원장님 우리 아이는 1년간 병원에 간 적이 없습니다. 화학약품을 한 번도 먹은 적이 없습니다. 피곤하여 콧물, 코막힘, 코피가 생겨도 며칠 쉬면 저절로 낫습니다. 그리고 몰라보게 많이 자랐고, 아이가 힘이 넘칩니다."라는 말씀입니다.

기운이 없으면 코 안, 목 안, 입 안, 눈, 피부 등에 염증이 생기고 개인의 체질과 증상에 맞는 기운이 나는 약재를 복용하면 염증이 빠른 속도로 낫게 됩니다. **코감기 졸업은 누구나 가능합니다.**

2) 근본해결방법을 찾아보자

알레르기질환으로 수년 및 수십 년 동안 고생하고 계시는 분들이 저희 병원뿐만 아니라 독자 여러분의 주변에도 매우 많습니다. 특히 현대인들은 운동부족, 스트레스, 환경오염, 인스턴트음식 등에 노출되어 있으며, 예전과 다르게 영유아 시절부터 시작된 화학약품 복용으로 면역이 저하되어 있는 경우가 많습니다. 실제로 비염, 두드러기, 결막염, 천식 등 알레르기질환이 연속적으로 발병하는 것을 임상 현장에서는 흔히 볼 수 있습니다.

현대의학에서는 이러한 비염의 치료로 크게 알레르겐인 항원(꽃가루, 먼지 등)을 철저하게 차단하는 **회피요법**, 그리고 항히스타민제, 스테로이드제, 항생제 등으로 가려움증, 코막힘, 노란 콧물 등의 증상을 완화하는 **대증요법**을 사용하고 있습니다. 하지만 이것은 근본치료가 될 수 없습니다. **화학약품에 의한 대증요법의 문제점은 항히스타민제를 사용하여 잠시 덜 가렵게 한다거나, 스테로이드제를 분무하거나 혈관수축제를 코에 뿌려 일시적으로 코막힘을 해소한다고 해도 이것이 결국은 체력을 증강시키거나 체내 혈액순환을 촉진시키지는 못하므로 환자들에게 잠시의 고통만 덜어 줄 뿐**

증상은 계속 반복될 수밖에 없도록 하는 데 있습니다. 더 심각한 것은 이러한 약품의 과용이 코 점막의 혈액순환상태가 나빠지는 약물성비염의 원인이 되기도 하는 것입니다.

따라서 비염과 같은 알레르기성 질환은 근본치료만이 그 해답이 될 수 있으며 여기서의 근본치료란 면역이 증강되어 체력이 회복된 상태가 되는 것을 의미합니다. 피로, 스트레스 등으로 체력이 저하되면 인체의 혈액순환이 저하되고 진액이 마르게 되어 피부 및 코 안 점막도 건조하게 됩니다. 그러면 항원에 대해서 가려움증을 예민하게 느끼게 되고 염증이 발생되면 코가 막히기도 합니다. 면역력이 있는 사람들은 코 안에 혈류흐름이 좋아서 어떤 경우에도 코 안이 건조하지 않으므로 염증이 생기기 어렵고, 설사 체력이 저하되어 코 안과 목 안, 입 안, 입 옆, 안구가 건조해서 빨갛게 염증이 생기더라도 양약, 한약의 복용 없이 하루 이틀 푹 쉬면 체력이 회복되고 혈액순환이 원활해져서 우리 몸의 백혈구가 염증을 스스로 치료할 수 있습니다.

몸이 스스로 염증에 대항해 싸울 수 있는 힘을 길러 주는 근본치료와 달리 현대인들이 쉽고 간편하다는 이유로 별 생각 없이 받아들이는 대증치료들은 잠시의 가려움증과 고통을 완화하기 위해 면역이 떨어진 몸을 생각하지 않고 몸을 더 상하게 하는 화학약품으로 이루어진다는 데 그 문제가 있습니다. 일시적인 가려움의 완화를 위해 치러야 하는 대가라고 하기에는 너무 큰 체력의 손실을 감내해야 한다는 것을 잊어서는 안 될 것입니다.

비염은 가려움증과 발작적인 재채기, 멈추지 않는 콧물 등 겪어 보지 않은 사람은 상상할 수 없는 불편과 고통이 뒤따르는 질환입니다. 이러한 비염의 증상이 나타났을 때 우리가 일반적으로 대처하는 방법들에도 조금은 주의를 기울여야 할 것들이 있습니다. 치료를 위해 아무리 좋은 약을 복용한다고 하더라도 일단 비염은 염증이기 때문에 피로가 누적되어 있는 상태에서는 염증회복속도가 더딜 수밖에 없습니다. 따라서 코 안이 가렵고, 염증이 생겨서 코 안이 붓고 코가 막힌다면 당장에 항히스타민제, 스테로이드제 등을 사용하는 것보다는 충분한 휴식과 안정을 취해 주고, 그래도 1주일 이내에 회복되지 않는다면 우리의 인체가 스스로 염증을 이겨 낼 수 없는 상태, 즉 면역력이 바닥난 상태이므로 즉시 면역증강에 힘을 써야 합니다.

즉 체력이 떨어졌다는 신호가 염증이며 염증이 빨리 낫지 않는다는 것은 본인의 면역력이 떨어져 혈액순환이 원활하게 이루어지지 못하고 있다는 것을 의미하는 것입니다.

본원에서는 비염으로 아주 고통스러울 때만 화학약품을 잠깐씩 사용하고 가능하면 화학약품을 사용하지 않도록 하고 있으며 면역증강탕의 복용으로 염증회복속도를 빠르게 하는 치료를 지난 25년간 1만 명 이상의 알레르기환자들에게 처방했었습니다. 환자들은 평균적으로 짧게는 6개월에서 길게는 수십 년간 알레르기질환을 앓아 왔고, 화학약품을 장기간 사용해 왔으며, 수술요법 이후에도 증상이 회복되지 않아서 일상생활의 불편과 집중력 및 삶의 질 저하로 고통받아 왔다는 공통점을 가지고 있었습니다.

하지만 이러한 중증의 환자들에게 앞서 언급한 내용처럼 염증에 대한 인식을 새롭게 하고 나서는, 환자들 스스로 예전과 달리 염증 자체를 당장에 멈추도록 해야만 할 고통이 아니라 우리 몸이 휴식과 면역력의 보강을 필요로 하는 신호로 받아들이게 되었습니다. 이러한 변화로 염증이 발성하면 가급적 면역증강을 통해서 염증을 이겨 내는 것을 여러 번 경험하려고 노력하게 되었으며 이러한 경험들이 반복적으로 거듭되고 나서는 동일한 강도의 염증이라 하더라도 전보다 회복속도가 빨라지고, 심지어 수년간 단 한 번도 염증이 발병하지 않는 경우도 매우 많았습니다.

비염에 있어서 영유아 등의 소아 어린이 환자들은 더욱더 면역증강에 힘써야 합니다. 아이들은 거린 식물에 비유될 수 있습니다. 사람이든 식물이든 어릴수록 생명력은 약합니다. 약한 식물이 수없이 많은 해충과 균을 이겨 내고 살아남을 수 있게 하기 위해서는 식물이 스스로 어떤 균에도 대항하여 이길 수 있는 면역력 즉 저항력을 길러 주는 것이 가장 우선입니다. 강한 농약의 사용은 일시적으로 균을 박멸할 수 있겠지만 균을 죽일 만큼의 강력한 독성으로 그 식물 또한 생명력을 잃게 한다는 것을 꼭 기억해야 합니다. 생명력이 약해지면 이후로는 더 자주 균에 시달리게 되고 균들은 농약에 내성이 생겨 더욱 강한 약을 살포해야만 박멸됩니다. 점점 더 강력한 농약으로 인해 식물은 더 이상 생장도 어려워지고 잎과 줄기는 시들해져 가며 뿌리도 약해지고 맙니다.

식물의 잎과 줄기는 사람의 피부에 해당하며 식물의 뿌리는 사람의 위장에 해당합니다. 본원에 내원하고 있는 소아환자의 상당수가 6개월 이상 장기간 화학약품 복용 후 소화불량, 장염으로 고생하고 있는 상태였으며 피부까지 건조해지고 혈색이 없어져서 아토피 피부염에 이른 경우도 있었습니다. 어린 식물에 해당하는 소아들에게 강력한 화학약품이 투여되어 피부가 건조해지고, 위와 장 등이 상하게 된 것입니다.

쉽지는 않지만 본원에서 치료해 본 결과 식물이 어릴 때일수록 거름을 주면 빨리 생명력을 되찾아 충실한 열매를 맺게 되듯이 사람도 소아기에 면역증강 한약을 꾸준히 복용하면 혈행 속도가 성인에 비해 매우 빠르기 때문에 피부점막에 신속하게 수분공급이 이루어져서 알레르기비염증상의 완화뿐만 아니라 염증의 발생빈도가 현저하게 줄어듭니다.

또한 화학약품의 복용 없이 염증의 발생이 줄어들 정도의 면역력이 길러지면 식사량이 늘고, 숙면을 취하는 빈도가 늘어나게 되므로 육체적 성장 발달 및 언어발달이 촉진되었습니다.

면역증강이 이루어진 소아 환자들의 뒷이야기를 들어 보면 오랜 감기의 연속(염증)으로 지긋지긋하게 고생했던 아이들이 거의 감기에 걸리지 않고 일 년을 보냈다는 경우가 가장 많고 화학약품의 복용과 감기로 인한 입원 없이 겨울을 보낸 건 처음이었다는 이야기도 아주 많이들 하십니다. 또 피곤해서 염증(감기)이 생겨도 충분히 휴식을 취하게만 해 주어도 스스로 이겨 낸다는 부모님들의 한결같은 증언을 매번 듣게 됩니다.

제가 생각하기에는 알레르기의 유전력이란 조금 약하게 태어난 아이, 아주 허약하게 태어난 아이의 차이인 것 같습니다. 평생 감기에 걸리지 않는 사람도 있고, 처음 염증(감기) 발병이 4세 전후에 있는 경우도 있고, 태어나서 얼마 안 되어 감기에 걸리는 영아들도 있습니다. 염증 발병 시점이 그 아이의 허약 시점이라고 생각됩니다. 약하게 태어날수록 아주 추운 계절, 지나친 더위, 건조함, 높은 습도, 큰 일교차를 이겨 내기 힘듭니다.

체력이 약할수록 심한 추위, 더위 등 날씨의 변화를 이겨 내지 못하고 혈색이 없어지고 피부점막이 마르게 되어 코 안이 부어서 막히거나 그렁그렁 기침을 하게 됩니다. 이것이 모두 염증이지요. 즉 선천적으로 약하게 태어나서 만 1세가 되기도 전에 계절을 이겨 내기 힘들다는 신호가 나타난 것입니다. 이때 본원에 내원하는 영아 환자들에게는 항히스타민제, 항생제, 기관지 확장제, 스테로이드제 등의 화학약품을 처방하는 것이 아니라 생강, 대추, 도라지(길경), 지골피, 상백피 등의 생명력이 있는 자연계의 식물재료를 처방하여 오한이 있을 때는 땀을 내서 외사(바이러스, 균)를 내보내거나 추위를 돌아내게 합니다. 또는 목 안에 혈액공급을 많이 하는 맥문동, 오미자, 사삼, 현삼 등의 식물재료를 처방하여 목 안이 간질간질한 기침을 치료합니다.

근본치료에서는 염증의 치료를 체력의 보강과 혈액순환을 목표로 하고 있습니다. 이런 방법으로 본원에서는 수년간 혹은 수십 년간의 알레르기 비염의 고통을 근본치료 해 왔습니다. 병력이 1년을 넘은 환자일수록 질병의 뿌리가 깊어서 해마다 특정 시기에 반복되었던 염증질환이 같은 시기에 계속적으로 반복되거나 피로와 스트레스에 노출되었을 때 증상이 심하게 나타났으므로 몇 년의 시간을 두고 지켜보면서 면역증강 했을 때 매우 좋은 결과가 있었습니다.

CHAPTER 05.
축농증 졸업

축농증(부비동염)에 항생제가 반드시 필요할까요?
항생제 없이 지긋지긋한 누런 콧물 없애는 방법 없나요?

> **축농증에 항생제는 무효할 뿐만 아니라 유해합니다.**
>
> 문제는 큰 효과도 없는 항생제를 장기간 복용 시 장내세균총 불균형을 가져오며 결과적으로 이것은 소화불량, 면역력 약화를 가져오게 된다는 것입니다. 비염, 축농증, 중이염 등의 재감염을 불러일으키는 요인이 되는 것입니다. 항생제, 항히스타민제, 비염·중이염·축농증수술도 면역력을 증강시키지는 못하기 때문에 이러한 증상은 재발과 약 복용을 반복하게 합니다.
> 면역증강탕을 통하여 감기를 이겨 낼 수 있는 체력을 만들면 비염이나 축농증 발병 빈도도 줄어들고 비염, 축농증이 걸리게 되더라도 항생제나 항히스타민제 등 양약 복용 때보다 혈액순환속도가 빨라지고 염증도 훨씬 빨리 낫게 됩니다. 무엇보다도 개인의 체질과 증상에 따라 면역증강을 통해서 코감기에 안 걸릴 만큼의 면역력을 만들어서 스스로 염증을 이겨 낼 수 있게 만드는 것이 가장 중요합니다. 나중에는 한약, 양약을 먹지 않아도 며칠 쉬면 염증이 저절로 없어지는 단계에 이르게 됩니다.

1) 축농증(蓄膿症), 누런 콧물이 쌓인 부비동의 염증

축농증은 다른 말로 부비동염이라고 합니다. 부비동은 코 주위의 얼굴 뼈 속에 있는 빈 공간을 말합니다. 이 공간들은 작은 구멍을 통해 코 속과 연결되어 있고, 이를 통해 부비동 내의 공기의 환기 및 분비물의 배설이 이루어집니다. 다시 말해서 부비동염(축농증)이란 작은 구멍이 막혀서 부비동이 제대로 환기 및 배설되지 않아 부비동에 염증이 발생하고, 농성 분비물이 고이면서 염증이 심해지는 상태를 말합니다. 질병의 지속된 기간이 1개월 미만일 경우에는 급성 부비동염, 3개월 이상 지속될 경우에는 만성 부비동염이라 합니다.

축농증(부비동염)의 원인은 급성과 만성의 두 가지 유형으로 나눌 수 있으며, 급성 부비동염은 대개 감기의 후기 합병증으로 발생하고, 만성 부비동염은 급성 부비동염이 적절히 치료되지 않거나 급성 염증이 반복될 경우에 생깁니다. 구조적 또는 생리적인 이상이 생겨 부비동 분비물이 잘 배설되지 않으면 세균 감염 및 염증이 발생하여 점막이 붓고, 이는 부비동의 자연공을 더욱 폐쇄시켜 증상의 악순환을 초래합니다.

부비동염을 예방하기 위해서는 면역력을 길러서 감기에 걸리지 않게 하는 것이 중요합니다. 축농증의 증상인 코막힘, 지속적인 누런 콧물, 얼굴 통증, 코 뒤로 넘어가는 콧물(후비루) 등은 더 진행되면 후각감퇴, 두통 및 집중력 감퇴 등을 호소하고, 중이염이나 기관지염이 되기도 합니다.

부비동염(축농증)은 서양의학에서는 농성분비물의 완화를 위해 항생제와 코흡입용 스테로이드제 등으로 코 점막의 염증으로 발생된 코 막힘 등을 일시적으로 완화하는 대증요법을 사용합니다. 항생제 내성이 생겼거나 지속적인 면역력의 저하로 염증이 잘 낫지 않게 되면 수술요법을 사용하는데 본원 내원환자들의 표현에 의하면 수술을 해도 재발이 되는 경우가 많이 있었습니다.

따라서 장기간 항생제, 스테로이드제 등의 흡입으로도 증상의 개선이 없는 경우나 수술 후에도 코의 염증이 해소되지 않는 경우에는 반드시 면역증강법으로 축농증을 치료하시기 바랍니다. 위의 경우에 본원에서 치료해 본 결과 대부분 가려운 콧둘, 코막힘, 노란 콧물이 코를 막거나 항상 답답해하는 소아환자들에게 당장의 염증, 농, 코막힘의 증상 치료뿐만 아니라 이후에도 염증의 강도와 빈도가 훨씬 줄어들고 면역력의 증강으로 인해 혈색이 좋아지고 성장발달도 촉진되었습니다.

만성축농증 치료의 핵심은 체력증강을 통해서 감기에 잘 걸리지 않게 만드는 것입니다. 감기에 걸리지 않고 피곤해서 코 안에 염증이 생기더라도 면역력이 생기면 스스로 혈액순환을 통해서 이겨 내게 됩니다. 또한 비강세척을 위해서 생리식염수를 사용하거나 박하, 유근피 등의 한약재를 끓인 천연성분의 코 스프레이를 뿌려 줘도 효과를 볼 수 있습니다.

2) 축농증에는 반드시 항생제를 먹어야 한다?

2010년 12월 영국 사우스햄턴 대학의 이언 윌리엄슨 박사는 축농증에 항생제·스테로이드제가 효과 없다는 연구를 발표했습니다. 부비동염(축농증)은 항생제와 코 흡입용 스테로이드 중 어느 것도 치료효과가 없다는 것입니다. 이 보고서에서 윌리엄슨 박사는 부비동염(축농증) 환자 240명을 대상으로 실시한 임상시험 결과 이 같은 사실이 밝혀졌다고 말했습니다.

윌리엄슨 박사는 이들을 여러 그룹으로 나누어 항생제 아목시실린 500mg짜리를 하루 3번 7일간, 스테로이드 코스프레이 부데소니드 200mg을 하루 한 번 10일간, 또는 위약(placebo, 환자가 약이라고 믿고 복용한 가짜약)을 각각 투여한 결과 증세가 10일 이상 계속된 경우가 아목시실린 그룹은 29%, 위약그룹은 33.6%로 큰 차이가 없었다고 합니다. 부데소니드 그룹도 10일 이상 증세가 계속된 환자의 비율이 31.4%로 위약 그룹과 비슷하게 나타났다고 윌리엄슨 박사는 설명했습니다. 단 증세가 비교적 가벼운

환자의 경우는 부데소니드가 효과 있는 것으로 나타났다고 합니다. 이 연구 결과는 미국의사협회지(JAMA) 2010년 12월 4일 자에 실려 있습니다.

또한 워싱턴 대학의 제인 M 가버트 연구진은 소아 축농증 환자들에게 성급한 항생제 치료는 도움이 되지 않는다고 주장하고 있습니다. 기침, 콧물 등 축농증으로 고생하는 아이들 중 대부분이 항생제로부터 도움을 얻지 못하는 경우가 많다고 가버트의 연구진이 최근 보고한 내용입니다.

워싱턴 대학의 제인 M 가버트 연구진이 최소 10일간 급성 축농증 진단을 받았던 어린이들을 대상으로 연구한 결과 항생제를 투여받은 경우나 위약(placebo)을 투여한 경우 모두 회복 속도가 같았다고 합니다. 두 그룹 모두 약을 투여한 지 7일 안에 81%가 회복됐으며 10일 안에는 87%가 회복된 것으로 나타난 것입니다.

가버트 박사는 "축농증 증상을 제거하는 데 있어 항생제가 위약보다 더 나은 효과를 갖고 있지는 않다."고 말합니다. 아울러 축농증의 재발 방지 및 학교 등의 결석일수를 줄이는 데도 항생제와 위약의 효과가 같았다고 합니다. 가버트 박사는 어떤 부모들은 증상을 치료하지 않으면 아이가 합병증에 걸릴 수 있다고 생각하나 "그럴 가능성은 매우 낮다."며 "아이들은 저절로 낫게 되어 있다."고 말합니다.

위약군 대조 실험 결과, 항생제는 축농증 환자의 증세를 완화시키거나 회복시키지 못하는 것으로 나타났습니다.
축농증의 경우 가버트 박사는 "항생제로는 얻을 것이 별로 없다. 모든 환자에게 항생제를 주기보다는 항생제를 피하고 주의 깊게 관찰하는 방식이 좋을 것 같다."라고 결론을 내렸습니다.

3) 축농증의 근본치료 방법은 면역증강!

우리나라 현대의학의 현실에서는 부비동염에 항생제 치료는 3주가 기본입니다. 체질적으로 위장기능이 약한 소아환자의 경우 항생제를 오래 쓰면 위장기능이 저하되어 식욕부진, 설사, 구토 등이 나타나서 밥맛을 잃고 체력이 저하되는 경우를 임상에서 자주 보게 됩니다. 또한 잦은 항생제 사용으로 인해 항생제에 내성이 생겨서 항생제를 사용해도 더 이상 노란 콧물, 코막힘 등의 증상이 호전되지 않는 상태에 이르러 수술을 고려하는 경우를 많이 보게 됩니다.

결과적으로 항생제, 스테로이드제 등은 잠시의 고통을 완화할 수 있으나 근본 면역력을 키워 줄 수 없으므로 많은 비염, 축농증의 환자군에서 서양의학의 룰에 따른 치료에도 불구하고 지속적인 고통을 호소하는 경우들을 발견하게 됩니다. 따라서 축농증은 면역력의 증강으로 염증과 농을 우리 몸이 혈액순환을 통해서 스스로 이겨 낼 수 있게 도와주는 것이 근본치료입니다.

동의보감에서는 축농증(부비동염)을 비연(鼻淵)이라 하며 누런 콧물, 코막힘 등의 증상이 나타나는 것을 의미합니다. 이는 사람이 체력이 저하되었을

* 눈문 출처 미국의학협회지(JAMA), 2012, St.Louis워싱턴대학 의과대학, Jane M Garbutt

때 외부에서 사기(邪氣. 바이러스, 균) 등이 침입하여 염증이 발생되고, 체력이 회복되지 않으면 지속적으로 염증이 진행되어 농분비물이 생겨서 노란 콧물, 코막힘, 답답함이 발생되며 체질적으로 체열이 높은 사람일수록 분비물의 농도가 진해져서 코막힘을 호소하는 경우가 많다고 설경합니다.

비슷한 듯하지만 알레르기비염과 축농증은 한방에서 바라보는 관점이 매우 다릅니다. 알레르기비염으로 맑은 콧물, 재채기, 코막힘을 호소하는 사람은 면역력을 증강시키고 체온상승을 할 수 있는 따뜻한 성질의 한약재를 위주로 처방하고, 농도가 진한 누런 콧물, 코막힘, 답답함, 두통 등의 축농증은 체력, 체격에 따라 인체에서 발생되는 이상 발열을 허열, 실열로 구분하여 면역증강뿐만 아니라 열을 낮추는 찬성질의 한약재를 첨가하여 처방합니다.

인체의 이상 발열이 심할수록 코 안의 수분이 마르고, 분비물의 농도가 진해져서 코 막힘 등으로 답답함을 느끼게 되므로, 인체의 이상 발열이 없어진다면 열로 인한 건조증이 사라져 코 안의 건조증, 코 막힘 증상도 훨씬 호전되게 됩니다.

밀가루 음식, 인스턴트 음식, 기름진 음식, 양고기 등 열이 많은 음식을 복용할 경우 체열을 조장할 수 있으므로 축농증이 심한 환자의 경우 신선한 채소 위주, 과일 섭취, 육류보다는 콩 단백질 위주의 식단이 권장됩니다. 이렇게 음식 조절과 천연 약재를 통하여 축농증이 치료된다면 스스로의 자생력으로 치료가 된 것이기 때문에 항생제를 복용하였을 때보다 훨씬 치료경과가 빠르며 재발률이 낮습니다.

TIP 양약을 먹어도 계속되는 비염의 근본치료법

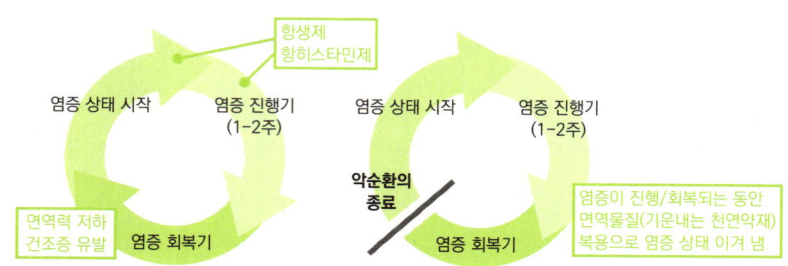

비염, 축농증의 근본치료 방법은 면역력 증강입니다.

비염에 완치가 없는 이유는 비염증상의 경감 여부가 몸의 체력에 따라 결정되기 때문입니다. 내 몸이 건강한 상태이면 비염증상이 약하거나 아예 나타나지 않고 피로하거나 무리한 날에는 비염 증상이 심해집니다. 따라서 비염을 치료하는 방법은 몸의 체력(면역력)을 길러 주는 것이 선행되어야 합니다.

서양의학에서는 기운을 나게 하거나 면역력을 증강시켜 주는 약이 없지만 한의학에서는 면역력을 증강시켜 주는 천연 약재들이 있습니다. 흔히들 알고 계시는 홍삼과 같이 탁월한 효능이 있는 천연 약재들을 가장 좋은 배합으로 조제하여 만든 '호흡기 면역증강탕', '소화기 면역증강탕' 등이 본원의 면역증강탕입니다.
개인차는 있지만 보통 6개월 정도의 면역증강 이후 생활이 불편할 정도의 비염증상은 개선됩니다.

독자 여러분들은 지금부터 비염을 질병으로 보기보다 내가 피곤할 때 입 안이나 입 옆에 염증이 생기는 것처럼 코에 생긴 '염증'으로 이해하시길 바랍니다. 비염 증상이 유난히 심하면 내 몸이 피곤하다는 '신호'로 여기시고 푹 쉬어서 낫게 되는 것, 이것이 완치입니다.

TIP 항생제와 수술로도 계속되는 축농증 근본치료

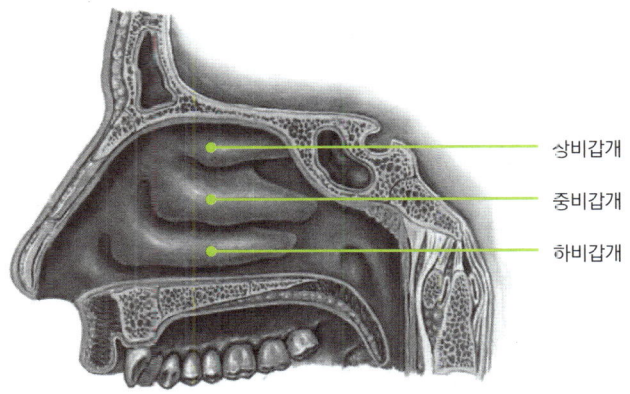

축농증 수술
위 그림의 하비갑개를 절제하거나,
그 부근의 연부조직을 고주파, 레이저 등을 이용하여 소작.

항히스타민제, 항생제를 써도 낫지 않는 상태가 되면 이비인후과에서는 수술을 권유합니다. 비염 수술이란 과다한 염증반응을 일으키는 하비갑개를 절제하는 것인데요, 이렇게 수술을 해도 연부조직은 다시 비대해질 수 있으며, 중비갑개, 상비갑개는 그대로이기 때문에 비염의 재발률은 높습니다. 또한 코에 구조적으로 변화가 오는 것이기 때문에 신중하게 생각하신 후 수술을 결정하시기 바랍니다.

본원에서도 이미 많은 화학약품을 사용한 후 비염 수술을 권유받은 상태로 내원하는 환자분들이 많았지만, 모두 꾸준한 호흡기 면역증강탕 복용으로 수술이 필요 없을 정도로 비염증상이 완화되었습니다. 한약은 양약에 비해 효과가 빠르게 나타나지 않는 것처럼 보이지만 이것은 양약이 우리에게 보여 주는 '몇 시간 동안의 증상 멈춤'과 달리 우리의 몸이 스스로 질병을 이겨 낼 수 있는 면역력을 길러 근본치료에 이르게 하는, 어쩌면 가장 빠르고 간편한 치료방법이라고도 할 수 있는 것이므로 이 과정을 통해 내 몸이 건강을 되찾게 된다는 마음가짐으로 꾸준히 치료하시기 바랍니다.

비염과 잦은 코피, 해결 방법은?

비염은 코 안에 염증이 생기는 것으로 코 안이 부어 막히기도 하고 염증산물인 콧물이 나오게 되기도 하는 것입니다. 이때 비점막수축제(항히스타민제)를 장기간 복용하면 콧물은 줄어들게 되지만 코 안, 목 안의 건조증이 유발됩니다. 점막이 수축되기 때문입니다. 항히스타민제를 장기간 복용하거나 비점막 수축제를 뿌린 친구들의 코 안을 비내시경으로 보면 창백합니다. 점막의 모세혈관들이 수축했기 때문입니다. 얼굴의 혈색이 없어지는 것은 당연한 결과입니다.

코피가 잦다는 것은 코 안의 점막이 건조하고 잘 부풀어 올라 찢어지기 쉽다는 것입니다. 환경적 요인(방 안 공기의 습도문제)이 있을 수 있지만 근본적으로 코 안 점막의 건조증이 첫 번째 원인입니다.

이런 문제는 호흡기 면역력의 문제로 코 안 점막의 순환이 잘되어야 치료될 수 있습니다. 순환의 억제제가 아니라 순환을 촉진시켜 과한 염증반응 대신 몸에 필요한 적당한 염증반응(먼지가 많은 곳에 가면 한두 번 정도 재채기를 하거나 찬 바람을 쐬면 1, 2분 정도 콧물이 나오는 것)을 유도하여 몸의 자연 방어력을 키우는 것이 중요합니다.

염증반응은 우리 몸에 들어온 세균, 먼지, 독소 등 외부의 적들에게서 우리 몸을 지키기 위한 싸움을 하는 과정이라고 볼 수 있습니다. 그런데 이러한 반응이 과하게 나타나는 것이 알레르기 반응인 것입니다.

어머님 중에는 염증반응이 과하게 일어나서 생기는 증상인데 면역력을 강화하면 더 심해지는 것이 아니냐고 의아해하시는 분들이 계십니다. 이것은 염증과 면역력의 관계를 잘 이해하지 못하셔서 생기는 의문입니다. 싸울 병사(면역력)가 약하기 때문에 여러 명의 병사를 만드는 것입니다.

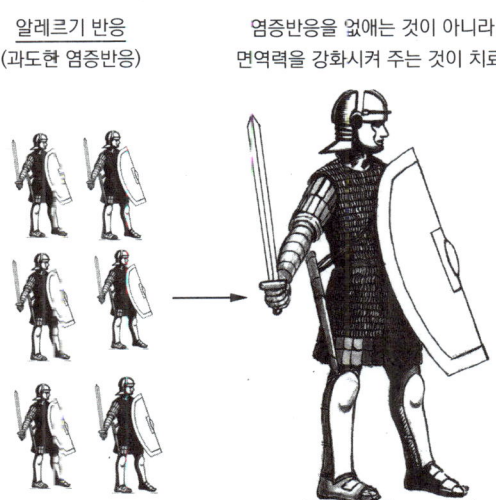

싸울 병사가 강하면 과하게 여러 명의 병사를 만들 필요가 없습니다. 이것이 면역력 강화를 통해 알레르기 비염이 치료되는 원리입니다. 이렇게 몸을 건강하게 하는 치료를 해야만 성인까지 반복되는 비염, 잦은 코피 등을 치료할 수 있습니다.

또한 호흡기 면역증강탕을 통해 비염이 치료되게 되면 혈색이 함께 좋아지는 것은 당연한 결과입니다. 돈기 건강해지지 않고는 혈색이 좋아질 수 없습니다.

생활 동의보감!

감기, 비염에 좋은 약재들
동의보감에 수록된 감기/비염에 효과적인 약재

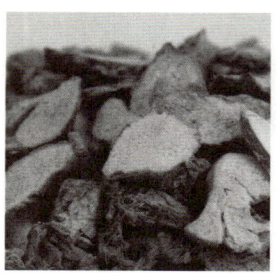

1. 건강(말린 생강)
코가 막히는 것을 치료합니다.
건강은 따뜻한 성질로 위장을 따뜻하게 하면서 찬 기운을 흩어 줍니다. 위장이 찬 아이들의 코감기뿐만 아니라 기침에도 효과적입니다.

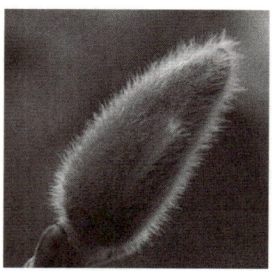

2. 신이(백목련 꽃봉오리)
코가 막힌 것을 통하게 해 줍니다.
성질은 따뜻하고 맛은 매우며 독은 없습니다. 가루 내어 총백(파뿌리)과 함께 차를 달인 물로 4g씩 먹으면 효과적입니다.

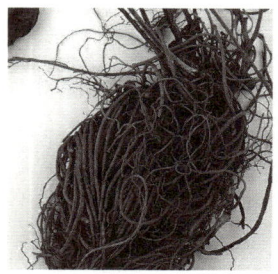

3. 세신(족도리풀 뿌리)
성질은 따뜻하고 맛은 대단히 매우며, 독은 없습니다. 속을 따뜻하게 하고 코가 막힌 것을 치료하나 말리는 성질이 강하기 때문에 체력이 약한 사람이 장복하는 것은 좋지 않습니다. 과량을 복용할 경우 구토, 심계 증상이 있을 수 있습니다.

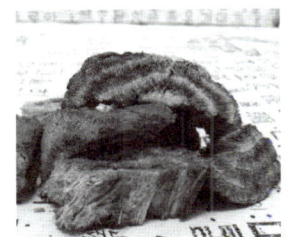

4. 갈근(칡뿌리)

감기 초기에 머리가 아프고 오한이 들 때 사용합니다. 땀을 나게 하여 감기로 인해 몸에서 열이 나는 것을 치료합니다. 또한 주독(酒毒)을 푸는 것에도 효과적입니다.

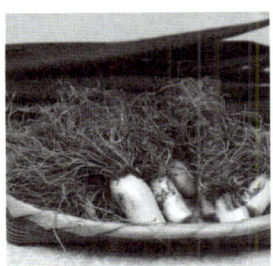

5. 총백(파 밑동, 뿌리)

가정에서 가장 쉽게 구할 수 있는 약재입니다. 감기 초기에 머리가 아프고 몸에 열이 나면 총백과 두시, 생강을 넣고 달여 따뜻하게 마시면 효과적입니다.

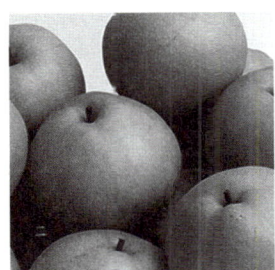

6. 배

배는 차가운 성질로 감기로 열이 날 때 복용하면 좋습니다. 기관지를 식혀 주는 효과가 있어 가슴이 답답하면서 기침을 할 때 효과적이니 위장이 찬 사람이 장복하는 것은 좋지 않습니다.

모든 약재는 각각의 성질이 있기 때문에 장복, 다량 복용하는 것은 좋지 않습니다. 장복하길 원하실 때는 가까운 한의원에서 한의사와 상담 후 복용하도록 하세요.

비염 근본치료 후기

예전에는 콧물이 계속 났는데 이제 하루 이틀 쉬면 괜찮아요

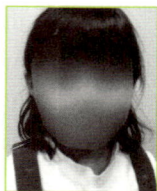

이름	김지은		
성별	女	나이	7세
주소	대구 동구		
초진 일자	2008.11.29-2009.7.4		
기타			

현병력 (증상)	**주소증. 만성 알레르기 비염** 항상 코막힘(비색), 새벽 기침 찬 바람 쐬면 증상 가중(몇 시간 동안 기침 지속) 쌕쌕거림 ○ 동반증상 : 성장지연(또래에 비해 작은 편) 　　　　　잦은 복통, 식욕부진, 입 냄새, 묽은 변, 냉이 많음 　　　　　수면불량(잠꼬대, 몸부림, 이갈이)
치료 내용	○ 오전 : 소화기 혈액 순환제에 배가 차므로 배를 따뜻하게 하는 약재를 첨가함 ○ 점심 저녁 : 호흡기면역증강탕에 기침을 자주 하므로 폐를 보하는 약재를 가하고 역시 소화를 용이하게 하기 위해서 장을 따뜻하게 하는 약재를 첨가함
치료 경과	<mark>2009.4.21</mark> 본원 내원 후 5개월간 양약을 한 번도 복용하지 않고 스스로 감기를 이겨 낸다고 함. 감기 걸려도 콧물 흐르는 것은 없다고 함. 피곤하면 머리에 땀이 많이 났었는데 머리에 땀도 안 난다. 식사량이 늘었고 복통도 거의 없고, 입 냄새, 냉도 줄었다. 그리고 묽은 변 보는 증상도 거의 없어졌다고 함. 전보다 훨씬 숙면을 취함. 이 가는 증상도 호전됨. 혈색도 좋아지고 눈도 빤짝거린다. 2, 3월 환절기인데도 감기에 안 걸린다. 4제 복용 후부터 감기에 안 걸리게 됨. 매년 겨울 피부가 건조하고 음부가 빨개져서 연고 사용했었는데 올해는 연고 사용이 전혀 없다. 예전에는 콧물이 계속 났는데 이제 하루 이틀 쉬면 괜찮다.

치료 경과	**2009.7.4** **면역이 생겨서 위장, 숙면이 호전되고 혈색도 눈에 띄게 좋아짐. 어머님이 기뻐하심. 감기는 없음.** 한 번씩 냉이 나오는 증상만 있음. 두드러기가 났었는데 화학약품 복용 없이 좋아졌음. 여름철 두드러기는 대부분 소화불량과 면역 저하로 나타나므로 항생제, 스테로이드제의 대증치료는 임시처방이므로 질병을 만성화시킬 수 있으므로 면역증강과 위장호전으로 근본치료 하는 것이 중요함. 올해는 양약 복용 없이 잘 지내고 있음. 최근에는 비염과 소화불량이 거의 나타나지 않으므로 성장보약을 복용하고 있음.
진단 및 치료	진단- 비위허약형, 호흡기 허약형. 지은이가 앞으로 성장발달이 되기 위해서는 **1. 위와 장기능이 호전되어야 합니다.** 먼저 지은이 같은 비위 허약형의 체질은 평소에 배가 차므로, 우유 밀가루, 돼지고기, 화학약품의 복용은 오히려 복부를 더 차게 만들고 소화불량과 식욕부진, 설사, 묽은 변, 눈곱, 입 냄새, 가래기침, 열감기의 원인이 되므로 평소에 변이 묽고 식욕이 없을 땐 음식물을 가려야 하며, 가능하면 인스턴트음식보다는 묽은 변을 볼 때는 찹쌀을 많이 섞고, 유제품을 줄여야 합니다. 또한 육류보다는 식물성 단백질인 콩, 두부, 콩나물, 각종 야채류와 소화에 용이한 흰살 생선을 복용하기를 권하였습니다. 지은이 같은 비위기능이 약한 아이는 비위기능이 튼튼한 체질보다는 감기약 등 화학약품의 장복 시 소화기 손상이 더 심합니다. 따라서 감기에 걸리지 않을 만큼의 체력을 만들어서 더 이상 화학약품 복용이 없도록 해야 하는 것이 중요합니다. **2. 감기, 비염을 졸업해야 합니다.** 감기를 졸업해야만 우리 인체의 영양이 성장으로 가게 되어 있습니다. 즉, 잔병치레가 없어야만 음식물과 숙면을 통해서 생성된 에너지가 성장발달로 원활하게 작용됩니다. 따라서 지은이의 성장을 위해 호흡기면역증강탕의 복용으로 면역이 생겨서 감기를 졸업할 수 있게 만들었습니다. 그렇게 해서 5개월 복용 후 더 이상 항히스타민제, 항생제 등의 화학약품복용이 없이 감기를 이겨 내게 되었습니다.

비염 근본치료 후기

양약을 모두 끊었는데 감기에 훨씬 덜 걸려요

비염, 감기 졸업	이름	한주흔		
	성별	女	나이	10세
	주소	대구 달성군		
	초진 일자	2006.9.26-2007.1.30		
	기타			

현병력 (증상)	**주소증. 알레르기 비염** ○ 항상 코막힘(비색), 가래 기침 ○ 야간 연속기침 심하여 수면장애 ○ 기침 시 두통 동반 **과거력. 폐렴, 장염으로 입원** ○ 동반증상 : 소화불량, 식욕부진, 구토 　　　　　　잦은 열감기
치료 내용	위장허약증(장염, 열감기, 식욕부진, 두통, 냉증, 눈곱, 입 냄새, 가래 기침 등) 동반. 위장이 좋아져야지만 면역이 생기고 열감기에서 졸업할 수 있음 ○ 오전 : 소화기 혈액순환제에 가래를 없애 주는 한약재를 첨가 ○ 점심 저녁 : 면역증강탕에 위장이 약하므로 배를 따뜻하게 하는 한약재를 첨가
치료 경과	2007.1.15 그동안 양약은 모두 끊었는데도 불구하고 예년보다 감기에 훨씬 덜 걸림. 그리고 머리 아프거나, 열이 나면 소화불량이라는 것을 알게 되었으므로 본원에서 소화제와 땀 나게 하는 약을 복용 후 열이 떨어지고 속도 편해지는 것도 경험했고, 기침 시에도 본원에서 처방하는 기침약으로 기침이 낫게 되는 경험을 함. 속이 안 좋으면 열이 나고, 면역이 약해져서 피곤하면 코감기, 기침감기에 걸린다는 것을 배웠다고 함. 예전보다 감기 빈도도 훨씬 줄고 비염도 많이 없어짐.

| 진단 및 치료 | 위장도 호전되어 열감기, 식욕부진도 훨씬 덜함. 감기에 덜 걸리고 열이 안 나니까 부모님이 매우 만족해함.

2009.1.13
전화로 2년 만에 통화함.
그동안 만 2년 동안 감기도 거의 없어졌고 알레르기 비염도 많이 좋아졌다고 함. 위장도 호전되어 열감기, 편식도 거의 없어지고 잘 지낸다고 함.
소화기가 약한 사람은 열감기, 몸이 약한 사람은 코감기, 목감기에 걸린다는 것을 알아야 합니다.
무조건 해열진통제, 항생제, 스테로이드제, 항히스타민제… 등 임시처방(대증치료)을 하는 것이 아니라 앞으로 열이 안 나게 만들려면 위장을 고쳐 줘야 하고, 앞으로 감기에 안 걸리게 만들려면 약을 먹고 힘이 나고, 혈색이 좋아지게 만들어야 합니다.

다시 강조하지만, 진정한 열감기약은 약을 먹고는 밥도 잘 먹고, 소화도 잘 되고, 피부혈색도 좋아지게 하는 것이고,
진정한 알레르기비염, 기침, 천식 약은 약을 먹고는 체력이 좋아져서 며칠 쉬면 저절로 증상이 없어지고, 평생 한 번 6개월 정도 복용하면 몇 년은 감기에 안 걸릴 정도의 면역이 생기는 것이어야 합니다.
그리고 진정한 감기약은 약을 3-4개월만 먹어도 전과 비교해서 활력이 생기고, 언어가 늘고, 혈색이 좋아지고, 눈빛이 또렷해지고, 힘이 생겨서 하루 종일 뛰어도 덜 지치게 되는 것입니다.

면역증강처방의 임상례는 본원에 1만 케이스가 넘으므로 일일이 다 거론하기는 너무 힘들며, 본원에서는 천식, 비염, 수년간의 열감기, 폐렴의 졸업은 이제는 놀라운 일이 아닙니다.
오히려 처음 내원하면 미리 어떻게 될 것을 말해 줍니다.
감기 졸업은 현대의학에서의 대증치료로는 불가능하지만 면역증강으로는 더 이상 어려운 일이 아니라는 것을 지면을 통해 밝히고자 합니다. |

비염 근본치료 후기

	비염, 수술 대신 한약으로 치료했어요~			
비염 호전	이름	김희정		
	성별	女	나이	9세
	주소	대구 달서구		
	초진 일자	2009.11.21		
	기타			

현병력 (증상)	**주소증. 비염** ○ 코막힘, 수면 시 구강호흡 ○ 양방 이비인후과약 복용 중. 비염 수술 권유받음 **가족력. 아버지-비염** ○ 동반증상 : 자극성 대장 증후군(식후 바로 대변) 　　　　　　피부 건조, 소양감
치료내용	○ 아침 : 성장보혈제 ○ 점심 저녁 : 호흡기면역증강탕
치료경과	**2009.12.28** 수면 시 구강호흡 하였으나 요즘은 코로 숨 쉬고 소리도 덜함. **2010.4.24** 환절기 때처럼 크게 불편한 것 없음. 얼마 전 감기 걸려서 아팠는데 이틀 만에 나았다고 함. 예전에 오래갔음.
진단 및 치료	비염 수술은 코막힘을 완화시키기 위한 방편으로 선택되지만 재발률이 높으며, 한 번 수술을 하게 되면 코 안의 구조물이 변화되는 것이기 때문에 신중히 선택하셔야 합니다. 비염 수술이 비염 완치를 보장해 주는 것은 아니며 부작용의 우려를 무시할 수 없습니다. 우리 아이가 수술이 아닌 면역력을 증강시켜 주는 천연 약초를 먹고 비염이 치료된다면 가장 건강한 방법으로 비염을 스스로 이겨 낼 수 있습니다. 이렇게 비염이 치료되게 되면 희정이의 경우처럼 앞으로 감기 또한 스스로 이겨 낼 수 있을 정도의 체력이 생겨 양약, 한약 없이 며칠 쉬면 낫는 단계까지 가게 됩니다.

CHAPTER 06.
중이염 졸업

중이염으로 항생제를 몇 달을 먹고 있는데도 낫지 않아요.
튜브삽입 시술을 받았는데 또 재발했어요. 근본치료가 가능한가요?

> 2010년 제정된 한국형 유소아 급성 중이염 진료지침은 **초기 2-3일간은 항생제 없이 증상을 먼저 치료하는 대증요법을 권하고 있다.** 유럽·미국·일본 등 대부분의 나라에서도 만 2세 이상 소아의 급성중이염에는 우선 48-72시간 동안 우선 대증치료를 거치도록 지침을 운영하고 있다.
>
> 그러나 조사 결과 2-7세, 7-15세에 대한 항생제 처방률도 각각 86.45%, 84.22%에 달해 2세 미만 아이와 비교해도 별 차이가 없었다.
>
> 이와 함께 급성중이염에 사용을 권하지 않는 부신피질호르몬제(스테로이드제)의 처방률은 8.5%로 전년(8.0%)에 비해 오히려 증가한 것으로 나타나, 스테로이드제 적정 사용을 위한 노력 및 관리 필요성이 있는 것으로 나타났다. 역시 상급종합병원(1.6%), 종합병원(6.6%)보다 규모가 작은 병원(8.8%), 의원(8.6%)의 사용이 잦았다.
>
> * 2013년 건강보험심사평가원 조사결과(7,380여 곳의 의료기관)

1) 중이염, 항생제 처방이 당연한가?

대한민국에서는 중이염에 항생제를 복용하는 것이 당연시되고 있습니다. 부모님들도 중이염이 오면 반드시 항생제를 복용해야 하는 것처럼 말씀하십니다. 중이염에 반드시 항생제를 복용해야 할까요? 고열을 동반하지 않은 만성 삼출성 중이염에 항생제를 사용하는 것은 유의미한 효과가 없으며, 급성 세균성 중이염에서만이 항생제 사용이 유의미합니다.

하지만 최근의 연구 결과를 보면 급성 중이염에서조차 항생제의 유효성이 없다는 결론이 나왔습니다. 다음은 2013년 1월에 발표된 연구 논문입니다.

소아 급성중이염(AOM) 3,854case를 대상으로 항생제 유효성 여부 실험결과

"항생제가 소아들의 급성 중이염에 그다지 유용하지 않다. 어린이 1명의 급성 중이염으로 인한 통증을 감소시키기 위해 나머지 20명의 어린이가 별 효과 없이 항생제를 복용하고 있다. 이정도의 항생제 혜택을 얻기 위해서는 14명 중 한 명 꼴로 일어나는 항생제 부작용(구토, 설사, 발진 등)을 감수하여야 한다. 그러므로 일반적으로 중이염 양상이 심하지 않을 경우, 경과를 지켜보기를 권장한다."
(Antibiotics were not very useful for most children with AOM)

Antibiotics for middle-ear infection (acute otitis media) in children
Venekamp FP, Sanders S, Glasziou PP, Del Mar CB, Rovers MM
January 31, 2013

중이염에 항생제를 장기간 사용하게 되면 장내세균총을 파괴하여 소화불량이 올 뿐만 아니라 면역력을 떨어뜨려 쉽게 재발되도록 합니다. 이렇게 장기간 항생제를 복용하면서 재발과 악화를 반복하다 더 이상 항생제로도 중이염이 호전이 되지 않으면 농 배출을 위해 튜브삽입술을 합니다. 그러나 수술 후에도 여전히 중이염의 재발 빈도는 높습니다.

중이에 농이 생겨 배설이 안 되는 질환인 중이염은 염증을 가라앉히고 농을 배설시킬 만한 힘, 몸의 면역력을 길러 주는 것이 첫 번째 치료 방법입니다. 튜브를 삽입해 인위적으로 농을 배출하는 것은 임시 치료가 될 수 있지만 근본치료는 아닙니다. 25년 치료 결과 근본 면역치료를 하는 것이 매우 중요했습니다.

제 경험상 장기간 항생제를 사용하고 튜브삽입수술을 받아도 완치되지 않고 증상이 반복되었던 소아 중이염 환자에게 중이염 치료 한약을 처방하면, 치료기간에 차이가 있기는 해도 대부분 항생제 없이 증상이 호전되었을 뿐만 아니라 발생 빈도 또한 현저하게 줄어들었습니다.

중이염이라는 한 가지 질환이라도 사람의 증상과 체질에 따라서 가감되는 한약재가 다릅니다. 본원에서는 중이염을 증상에 따라 크게 세 가지로 나누어 봅니다.

먼저 급성중이염에는 형개연교탕이라는 처방을 쓰는데 귀에 염증이 있어서 붓고 아픈 증상을 치료합니다. 형개, 연교, 방풍, 당귀, 천궁, 작약, 시호, 지각, 황금, 치자, 백지, 도라지, 감초 등의 한약재로 귀의 통증과 염증을 치료하는데 화학약품과 달리 염증치료가 혈액순환촉진과 열을 완화시켜 주는 자연치료라는 것이 특징입니다.

두 번째로 만성중이염에는 만형자산이라는 처방을 씁니다. 만성중이염, 삼출성중이염에 사용하며 만성적인 귀의 염증으로 농은 있으나 통증이 없는 경우에 사용합니다. 만형자, 복령, 국화, 맥문동, 전호, 생지황, 뽕나무껍질,

작약, 목통, 승마, 감초, 생강, 대추 등의 한약재로 귀 내부의 혈액순환을 촉진시켜서 농을 제거하는 근본치료한약입니다.

세 번째로 삼출성중이염에는 현삼패도탕을 처방합니다. 방풍, 대모, 천화분, 황백, 천마, 반하 복령, 현삼, 백지, 만형자. 감초, 생강 등의 한약재를 체질과 증상에 따라 가감하여 복용합니다. 이 처방은 귀에 열이 있어서 염증이 생기고 귀에서 농즙이 나오며 귀가 가려운 증상을 치료합니다.

이때 귀의 열을 한의학에서는 허열이라고 합니다. 다시 말하면 사람이 피곤하면 얼굴이 붉어지거나 열이 위로 오르는 느낌이 들 때가 있습니다. 위로 열이 오르면 귀에도 열감이 생겨서 귀 내부에 염증을 유발하게 되고, 귀 내부가 부으면 귀가 안 들리거나 가렵고 귀에서 물이나 농이 흘러나오게 됩니다. 그러므로 귀 내부의 열을 완화시키고 혈액순환을 촉진시켜 주는 것이 근본치료에 이르는 처방이 됩니다.

삼출성중이염은 급성중이염 후유증으로 생기는 경우도 많고, 감염·염증 등의 증상 없이도 발생할 수 있으며 유·소아에게서 흔히 발병하고 있습니다. 특히 화학약품에 내성이 생긴 포도상구균이나 인플루엔자균 등의 세균에 감염되어 생긴 급성중이염이 오랫동안 진행될 때 발병하기 쉽고 염증으로 인한 청력장애가 동반되는 경우도 많습니다. 소아환자의 경우에는 삼출액이 끈끈한 점액성이 많고 수양성인 경우도 있습니다.

이러한 삼출성중이염은 양방의학에서 2-3주에서 2개월간은 항생제나 항히스타민제 등으로 염증과 농을 완화시키기 위해 약물치료를 시행합니다. 그래도 증상이 호전되지 않으면 수술치료를 하는데 고막 절개술, 환기관 삽입, 아데노이드 절제술 등을 시행합니다.

하지만 본원에 내원하는 소아환자들은 6개월에서 길게는 수년간 화학약물과 수술요법을 했는데도 증상이 만성화되고 호전이 없거나 비염, 편도선염, 모세기관지염, 식욕부진, 아토피 피부염까지 확대되어 내원하는 경우가 대부분이었습니다.

이처럼 자연치료로 근본치료에 이르는 한방치료와 달리 양방의학에서는 중이염치료에 항생제처방과 수술요법을 행하고 있습니다. 항생제를 사용해도 증상의 호전이 없을 경우에 튜브삽입수술, 고실 성형술, 고실 유양동기 절제술 등이 행해집니다. 또 만성 중이염의 원인균에 따라 항생제를 선택하고 있으며, 최근에는 항생제의 남용이 사회문제화되어 그 안전성과 부작용에 대해 크게 논란이 일어나고 있으며 더불어 새로운 내성균이 증가하면서 세균 감염의 양상이 크게 변하고 있습니다.

항생제 남용은 중이염 발생 시에 항생제 사용으로도 증상의 호전을 어렵게 하고, 또한 면역력을 떨어뜨려서 잦은 감기의 원인이 되기도 하며, 잦은 감기로 인해 다시 중이염이 재발되는 악순환을 낳는다는 것이 많은 소아 중이염환자들을 통해 증명되고 있습니다.

다시 말하면 면역 저하로 비염이 발생하고 이러한 염증이 이관을 통하면서 중이염이 발생되는 경우가 많은데 이때 중이염의 대증요법으로 항생제를 장기간 사용하면 인체는 면역 저하에 빠지게 되고 비염, 중이염이 순차적으로 나타나게 되는 것입니다.

따라서 제 소견으로는 지나친 항생제사용을 줄여 가면서 면역력을 높여 혈액순환을 촉진하는 한약처방이 중이염 치료에서는 매우 중요하다고 생각합니다. 전국 각지에서 오랜 중이염으로 항생제사용과 수술 후에도 염증이 잘 낫지 않았던 수많은 소아환자들이 본원의 면역증강처방과 중이염한약처방을 통해서 회복된 것을 수없이 경험하면서 보다 많은 사람들이 중이염치료 경험이 많은 한방 의료기관에서 중이염치료를 받는다면 좋은 결과를 얻을 것이라고 확신합니다.

본원에서는 중이염치로에 면역증강치료를 반드시 동반합니다. 면역증강탕은 황기, 인삼, 당귀, 숙지황, 박하, 도라지, 백출, 감초, 당귀, 백출, 시호, 황금, 형개, 방풍, 만형자, 느릅나무껍질, 생강, 대추 등의 한약재를 처방하여 체력을 올려 줍니다. 체력(면역)이 증강되면 어린이집을 다니면서 체력이 떨어져서 감기에 자주 걸리고, 비염 등의 염증으로 화학약품을 복용해도 잘 낫지 않던 소아환자들이 대부분 감기, 비염, 중이염, 축농증, 모세기관지염 등을 스스로 잘 이겨 내고, 염증이 생기더라도 염증회복속도가 예전보다 훨씬 빨라지게 됩니다.

면역증강탕 역시 체질과 증상에 따라 가감되는 한약재가 다수 있으므로 개인의 증상에 맞게 처방하고 있습니다. 중이염치료에 면역증강탕을 필수적으로 처방하는 이유는 중이염 소아환자들의 경우 단순히 중이염으로 그치는 경우는 드물며 대부분은 면역 저하로 비염, 편도선염, 중이염, 모세기관지염, 위장장애, 피부염증 등을 동반하기 때문입니다. 그러므로 먼저 감기에 걸리지 않도록 해야만 중이염으로의 진행을 막을 수 있습니다.

따라서 감기에 걸리지 않게 하려면 평소에 면역증강탕복용을 통해서 체력을 길러 주어야만 감기에 잘 걸리지 않게 되고 걸려도 대부분은 화학약품 복용 없이도 스스로 이겨 낼 수 있게 됩니다.

본원에서는 중이염 치료에 있어서 아침·점심에는 감기 졸업을 위해서 면역증강한약을 저녁에는 중이염한약을 복용하도록 처방하고 있습니다. 이렇게 1년 이상의 중이염병력을 가진 소아환자들 중에서 거의 80% 이상의 소아환자들이 중이염뿐만 아니라 감기조차도 잘 걸리지 않게 되었습니다. 귀 안의 염증이나 농을 소독하고, 건조하게 관리하며, 농을 없애기 위해서 항생제를 사용하는 것은 일시적인 완화법이며 치료라고 할 수 없는 것입니다. 근본치료라 함은 면역이 증강되어 감기에 안 걸릴 만큼의 체력을 길러 주어 중이염으로의 발전을 막을 수 있어야 하는 것입니다.

무엇보다도 개인의 체질과 증상에 따라 면역증강을 통해서 코감기에 안 걸릴 만큼의 면역력을 만들어서 스스로 염증을 이겨 내고 배설할 수 있게 만드는 것이 가장 중요합니다.

나중에는 한약, 양약을 먹지 않아도 며칠 쉬면 중이염이 저절로 없어지는 단계에 이르게 됩니다. 이것이 **면역력**입니다.

2) 중이염이 재발되는 이유

항생제를 한 달간 복용했지만 나았다 싶으면 재발되고,
덜하다 싶으면 다시 물이 나오는 중이염! 재발이 잦은 이유는 무엇일까요?

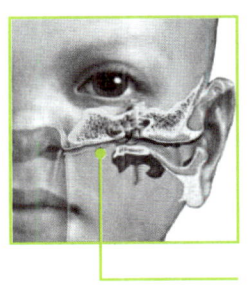 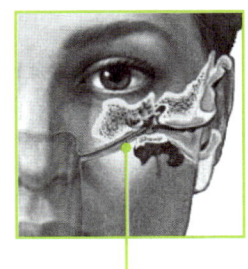

이관

2세 이하 소아들은
이관이 짧고 수평

어른이 되면
이관이 길고 기울어짐

어린 소아에서 중이염이 호발하는 이유
1. 유스타키오관의 특징적 구조와 기능 저하
2. 비인두 부위의 풍부한 림프조직
3. 면역 기능의 저하
4. 누워서 자는 시간이 많음

먼저 소아들은 어른에 비해 유스타키오관(코와 귀가 연결된 관)이 짧고 수평하여 이관이 경사가 진 성인에 비해 코의 염증이 귀로 전달되기 쉬운 구조입니다. 이것이 콧물이 낫지 않고 지속되는 소아에게서 중이염 발병이 잦은 이유입니다. 대부분의 소아 중이염의 경우 이렇게 코의 염증이 파급되어 2차적으로 발생되기 때문에 콧물이 낫지 않는 한 중이염은 언제든 재발될 수 있습니다. 따라서 중이염을 원인 치료하기 위해서는 중이의 염증 치료와 함께 원인이 되는 비염의 치료도 함께 이루어져야 합니다.

또 한 가지 이유로 성인에 비해 면역기능이 떨어진다는 점을 들 수 있습니다. 중이염은 귀에 난 염증입니다. 염증은 기운(면역력)이 있을 때 회복이 빠르며 발생 또한 덜합니다. 중요한 것은 배농을 시킬 수 있을 만한 힘이 있는 것인데, 면역력이 떨어진 소아는 배농이 안 되어 중이에 염증이 오래 지속되어 있다가 다른 합병증으로 가게 되거나 청력 저하 등의 후유증이 남게 됩니다. 이것을 인위적으로 배출시키는 방법이 튜브삽입술을 통하여 농을 밖으로 배출시키는 것입니다. 하지만 근본적으로 본인의 힘으로 치유된 것이 아니기 때문에 이 또한 재발률이 높습니다. 중이염은 면역력을 증강시키는 방법으로 치료해야 하는 이유입니다.

특히나 중이염으로 인하여 1세 이하의 어린이가 항생제 복용을 자주 하였다면 면역기능은 더욱 떨어지게 됩니다. 이렇게 면역력이 저하된 아이는 반복적으로 코감기, 기침감기를 앓게 되고 중이염이 오는 악순환에 이르게 됩니다. 여기서 악순환의 고리를 끊기 위해서는 항생제가 아닌 '기운 나게 하는 약'(면역증강 천연 약재)을 통하여 스스로 염증을 이겨 낼 수 있도록 하는 것이 중요합니다. 실제로 본원에서 두세 차례 튜브삽입술을 해도 재발되는 중이염으로 인하여 내원한 환자들이 많았으며, 모두 항생제 없이 천연약재만으로 치료가 완료되었습니다.

중이염 한약치료, 가능한가요?

다음은 최근 1년(2013년)간 성모아이한의원에서 중이염 치료를 받은 아동의 치료 결과를 통계 낸 결과입니다.

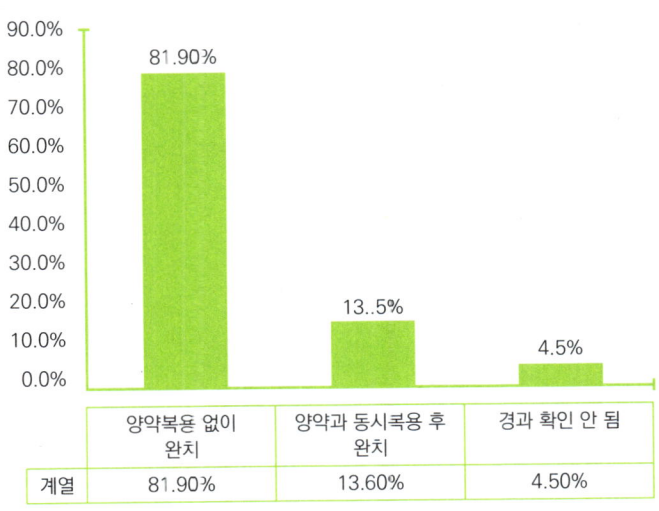

항생제 없이 중이염 한약 처방만 복용한 경우 중이염 완치율은 81.9%입니다.

한의원에 나 원했던 80% 이상의 소아들이 항생제 복용 없이 본원의 천연 약재로 구성된 중이염 처방으로 재발성 중이염이 완치되었습니다. 처음으로 천연 약재를 통해 중이옽이 낫는 것을 경험한 부모님들은 항생제를 반드시 복용하지 않아도 된다는 사실어 크게 안심하게 됩니다.

항생제(나쁜 균을 죽이나 이로운 균도 죽게 되어 면역력이 떨어짐) 없이 면역증강(혈액순환) 천연약재로 처음으로 중이염이 나으면 그만큼 면역력이 올라갔다는 뜻이므로 중이염의 빈도가 점진적으로 줄게 되며 대부분 잦은 중이염에서 졸업하게 되었습니다.

나머지 13.6%는 항생제와 함께 중이염 한약 처방을 복용한 경우이며 이 경우에도 한약을 복용하지 않는 경우와 비교하여 훨씬 치료기간이 짧게 걸렸다고 말씀하셨습니다.

중이염 치료의 핵심은 '면역력'입니다.
면역력을 키워 주는 한약은 있습니다.
호흡기 면역력 증강을 통하여 재발되는 중이염을 완치하시길 바랍니다.

항생제, 얼마나 알고 계신가요?

다음은 최근 1년(2013년)간 성모아이한의원에서 중이염 치료를 같은 아동의 치료 결과를 통계 낸 결과입니다.

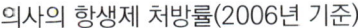
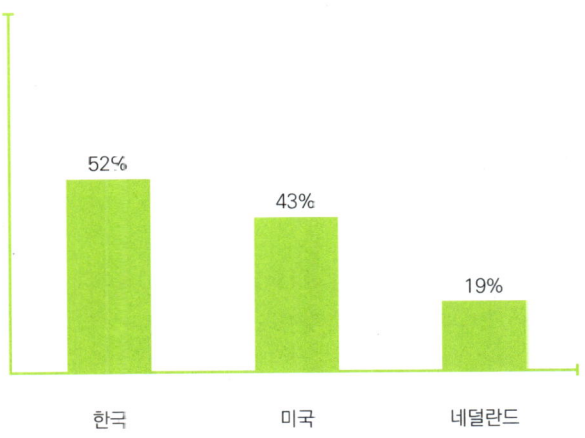

세계보건기구(WHO)는 박테리아가 항생제의 오남용으로 내성이 강화되어 범지구적인 위협이 되고 있음을 경고하고 있습니다. 이 가운데 우리나라는 OECD국가 가운데 항생제 최대 남용 국가로 지목되고 있으며 최근 국내에서도 대부분의 항생제가 듣지 않는 슈퍼 박테리아에 감염된 환자가 발견되고 있다는 사실에 경각심을 가져야 합니다.

최근 보도 자료에 따르면 우리나라 국민들은 의료기관의 지나친 항생제 처방으로 내성율이 높아져, 항생제 치료 실패율이 무려 64%에 달하며, 이로 인한 사망률 또한 증가하고 있는 것으로 파악되었습니다. 이것은 미국 24%, 유럽 43%와 비교했을 때 월등히 높은 수준입니다.

문제는 항생제 내성만이 아닙니다. 항생제는 모든 세균에 작용하기 때문에 나쁜 균과 함께 몸의 유용한 세균까지 죽이게 된다는 것입니다. 특히 장내 세균에 작용하여 위장장애, 식욕부진, 구토, 설사 등의 증상을 유발하며 최근에는 심장병이나 당뇨병, 심지어 자폐증까지 유발할 수 있다는 연구 결과도 나오고 있습니다. 실제로 중이염이나 감기로 인하여 항생제를 2-3주간 복용하고 설사를 하여 장염으로 다시 1-2주간 설사약을 복용하는 경우를 많이 보았습니다. 양약으로 인하여 위장이 상한 경우 식욕부진까지 동반되는 경우가 많으므로 부모님은 아이가 밥을 잘 먹지 않아 또다시 속을 썩이게 됩니다.

항생제는 '기적의 약물'이라고 할 정도로 적절히 쓰이면 놀라운 효과를 내는 약품입니다. 하지만 만병통치약은 아닙니다. 오남용은 환자의 질병에 대한 저항력을 낮추거나 항생제 내성을 키우게 되므로 세균성 감염으로 인한 질병일 때만 신중하게 사용해야 합니다.

이러한 항생제 치료의 대안으로 한의학이 해답이 될 수 있습니다.
일본 기타사토 대학(Kitasato University)의 기요하라 교수는 보중익기탕(황기, 인삼, 백출 등이 들어간 감기와 식욕부진에 쓰이는 처방)의 복용으로 호흡기 점막의 면역력을 증가시킬 수 있다는 연구 결과를 얻었습니다.

또한 일본 센다이(Sendai)병원의 토모히로 쿠보 박사는 5세-13세 사이 A형 인플루엔자로 확진된 환아를 대상으로 마황탕(마황, 계지, 감초 등이 들어간 감기로 인한 두통과 발열에 쓰이는 처방)의 유효성 평가를 실시하였습니다. 그 결과 마황탕 투여군 15시간, 마황탕과 타미플루 투여군 18시간, 타미플루 투여군 24시간으로 마황탕을 단독으로 투여한 군이 가장 짧은 발열 지속기간을 보이기도 했습니다. 타미플루의 부작용을 생각해 보았을 때 이러한 한약 감기치료는 매우 의미 있는 결과입니다.

실제로 25년간 소아 전문 한의원을 하면서 영유아들에게 감기약, 항생제 대신 한약 치료를 한 결과는 매우 효과적이었으며 부작용이 적었습니다. 감기, 비염, 축농증, 중이염, 모세기관지염 등에 소아과를 달려가 약을 받아 오던 예전의 상식을 버리고, 우리 아이에게 필요하고 건강한 치료가 무엇인지 고민해 보시기 바랍니다.

반복되는 비염과 중이염, 튜브 삽입술 근본치료법

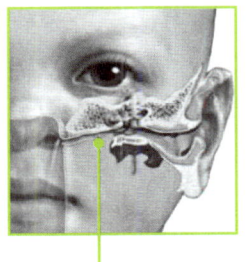 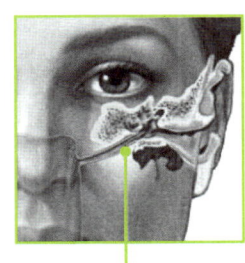

이관

2세 이하 소아들은　　　　　　　어른이 되면
이관이 짧고 수평　　　　　　　　이관이 길고 기울어짐

성모아이한의원에 내원한 아동의 중이염 양상

감기로 인한 콧물 → 코 안의 염증 유발(비염) → 코가 뒤로 넘어가 가래 생김, 이관을 통해 콧물 이동 → 귀 안의 염증 유발(중이염) → 항생제 복용 → 면역력 저하 → 쉽게 감기, 비염이 걸림 → 모세기관지염, 중이염 유발

코와 귀는 이관이라는 통로로 이어져 있습니다. 아이들은 이 이관이 성숙하지 못하기 때문에 콧물이 지속되면 이 염증이 이관을 타고 귀(중이)로 잘 넘어갑니다. 이것이 중이염입니다. 따라서 중이염을 근본적으로 치료하기 위해서는 콧물(비염)이 치료되어야 합니다.

중이에 농이 생겨 배설이 안 되는 질환인 중이염은 염증의 원인이 되는 비염을 치료하고 농을 배설시킬 만한 힘, 몸의 면역력을 길러 주는 것이 근본치료 방법입니다. 만형자산, 형개연교탕, 육미지황탕 등의 처방은 본원의 25년 치료경험으로 항생제 없이 영유아중이염에 90% 이상의 치료율을 나타내고 있습니다. 25년 치료 결과 근본 면역치료를 하는 것이 매우 중요했습니다.

중이염 근본치료 후기

중이염 수술 대신 한약으로 안녕~

만성 중이염 완치 청력 개선	이름	이상천		
	성별	男	나이	8세
	주소	대구시 수성구		
	초진 일자	2009.5.20		
	기타			

현병력 (증상)	주소증. 만성 중이염 연중 감기 지속, 현재 두 달 이상 항생제 복용 이비인후과 검사상 청력 저하 상태. 중이염 수술 권유받음 ○ 동반증상 : 알레르기 비염, 잦은 코피, 피부건조
치료내용	중이염 치료 시 항생제만 장기 복용하면 면역력이 약화되어 잦은 감기에 걸려서 잦은 중이염의 재발 및 잦은 감기의 원인이 되기도 하므로 무엇보다 감기에 걸리지 않을 만큼의 면역을 만드는 것이 중요합니다. ○ 아침 점심 : 호흡기 면역증강탕 ○ 저녁 : 중이염 치료 처방
치료경과	2009.6.23 기침을 가끔 하는 것 외에 특별히 감기나 아픈 곳이 없다. 귀도 잘 들린다. 중이염 증상도 없다. 체력이 예전보다 좋아졌다. 2009.7.10 중이염은 완전히 다 나았다. 예전에는 입 벌리고 잤는데 지금은 괜찮다. 수술 없이도 중이염이 나을 수 있다는 희망이 생겼다고 한다.
진단 및 치료	무엇보다 양약 복용 없이도 코나 귀가 좋아지는 것을 알게 되었으므로 역시 코나 귀의 질환은 면역력이 약화되면 염증이 생기므로 잠깐의 염증을 완화하는 것이 아니라 면역력을 높여 줘서 감기에 안 걸릴 수 있는 체력을 만들면 화학약품 복용 때보다 혈액순환속도가 빨라지므로 염증도 훨씬 빨리 낫게 된다고 대부분의 부모님들이 말씀하십니다. 중이염은 수술을 해도 대부분 재발하므로 면역증강을 통해서 코감기에 안 걸릴 만큼의 면역력을 만들어서 스스로 염증을 이겨 낼 수 있게 만드는 것이 가장 중요합니다. 나중에는 한약, 양약을 먹지 않아도 며칠 쉬면 염증이 저절로 없어지는 단계에 이르게 됩니다. 이것이 면역력입니다. 이것이 또한 본원의 목표입니다.

중이염 근본치료 후기

항생제 없이 중이염, 비염, 두드러기 근본 치료했어요

비염, 중이염, 두드러기 모두 치료됨	이름	정준희		
	성별	女	나이	7세
	주소	대구시 달서구		
	초진 일자	2011.10.31		
	기타			

현병력 (증상)	**주소증. 급성 중이염** ○ 2주 전부터 이루(귀에서 물이 나오는) 증상 ○ 동반증상 : 만성 비염(항상 코막힘, 코피) 　　　　　　두드러기(한 달 전부터 피부과 약 복용 중), 만성 피로
치료내용	중이염 치료 시 항생제만 장기 복용하면 면역력이 약화되어 잦은 감기에 걸려서 잦은 중이염의 재발 및 잦은 감기의 원인이 되기도 하므로 무엇보다 감기에 걸리지 않을 만큼의 면역을 만드는 것이 중요합니다. ○ 아침 점심 : 호흡기 면역증강탕 ○ 저녁 : 중이염 치료 처방
치료경과	2011.11.22 비염 개선. 중이염 치료됨. 2011.12.12 비염 매우 개선. 피부 두드러기 없음. 2012.6.19 현재까지 비염, 중이염, 두드러기 모두 괜찮음.
진단 및 치료	로컬 이비인후과에 가면 귀에서 물이 나오는 증상(이루)이 있을 때 항생제를 먹지 않으면 큰일 난다고 합니다. 그것이 지금 대한민국의 상식입니다. 하지만 성모아이한의원의 상식은 천연 약재를 통해 면역력을 증가시켜 항생제 없이, 후유증 없이 중이염을 치료하는 것입니다. 최근 연구결과 급성 중이염에 항생제를 반드시 복용해야 하는 경우는 10-20%에 불과하다고 합니다. 고열이 동반되는 세균성 질환일 경우에 한해서입니다. 반면에 무분별하게 항생제를 복용할 경우 장내세균총 불균형, 면역력 저하, 항생제 내성 증가 등의 부작용이 있을 수 있습니다. 중이염 근본치료란 대부분의 중이염의 원인인 콧물을 치료하는 것입니다. 중이염이 올 경우 원인인 비염을 동시에 치료하면서 면역력을 증가시키는 약물 복용을 통하여 염증을 치료하시길 바랍니다.

중이염 근본치료 후기

중이염으로 안 들리던 소리, 이제는 잘 들려요~

비염, 중이염 호전 청력 개선	이름	권주강		
	성별	男	나이	10세
	주소	대구시 동구		
	초진 일자	2006.5.15		
	기타			

현병력 (증상)	**주소증. 만성 중이염, 비염** ○ 연중 감기 지속 ○ 신생아 때부터 중이염, 비염 지속 ○ 이비인후과 검사상 청력 저하 상태 **과거력. 중이염 튜브삽입술(3세)** **가족력. 알레르기 비염(母)**
치료내용	○ 오전 : 위장기능을 강화하기 위해서 소화기 혈액 순환제 ○ 점심, 저녁 : 호흡기 면역증강탕에 중이염치료를 위해 목통, 유근피 등의 한약재를 첨가
치료경과	**2006.6.3** 얼굴에 윤기가 나기 시작함. **식사도 잘하는데 코 증상은 비슷하나 양약복용을 끊었는데도 잘 이겨 냄.** 한약을 2회 복용 후 6개월 동안 한약을 안 먹임. **2006.12.29** 다시 내원함. 코가 막히고 귀에 진물이 나고 귀도 잘 안 들림, 누런 코가 안에 가득 찼고 가래기침도 있음. 지금 양약을 복용 중인데 차도가 없어서 다시 내원하셨다고 함. 봄에 계속 먹였더라면 지금 훨씬 덜했을 것이라고 강조함. 아침 점심은 호흡기면역증강탕을 저녁은 중이염 치료제를 복용시킴. **2007.1.24** **귀에 진물이 거의 없어졌고 귀도 이제는 소리가 잘 들린다고 기뻐하심.** 코도 많이 호전되어서 누런 콧물이 많이 없다고 하심.

치료경과	**2007.3.27** 올 겨울은 예전보다 양약 복용 없이도 잘 지내고 있음. 증상도 예년보다 훨씬 덜하다고 하심. 귀는 이비인후과에서 확인해 보니 다 나았다고 함. 콧물은 더했다 덜했다 하는데 양약 복용 시보다 오히려 낫다고 하심. 전반적으로 괜찮고 귀도 잘 들린다고 함. **2008.4.8** 오랜만에 전화 통화로 전보다는 훨씬 감기에 덜 걸리고, 코감기, 중이염의 빈도도 전보다 훨씬 덜하다고 하심. 물론 피곤하면 한 번씩 걸리는데 대부분 며칠 쉬면 잘 이겨 낸다고 하심. 최근에 피곤해서 비염 증상이 있으므로 1회 처방을 함.
진단 및 치료	어머님도 알레르기비염이 있으므로 유전적으로 허약한 체력을 타고났다고 판단됩니다. 신생아 때부터 면역이 약해서 잦은 비염, 소화불량, 중이염을 앓았고 항생제, 소염제를 장기 복용하여 면역력은 계속 약해졌을 것으로 보입니다. 또한 마른체형으로 호흡기뿐만 아니라 비위기능도 약한 체질이었기 때문에 오전 약은 소화기 혈액 순환제로 처방하였습니다. 주강이의 경우 많이 허약한 상태이기 때문에 6개월-1년간의 면역증강을 말씀드렸지만 2회 복용 후 중단하셔서 다른 아이들보다는 면역증강이 부족했습니다. 6개월 후 중이염으로 다시 내원하셨을 때는 예전보다 빨리 치료되었으며, 다시 한번 화학약품 없이 감기, 비염, 중이염 치료를 강조하였습니다. 비염이 생기면 질병이라고 인식해서 대증치료로 흰 콧물, 노란 콧물엔 항히스타민제, 항생제... 이렇게 하는 것은 줄여 나가고 피곤하면 입만 마르는 것이 아니고 코 안이나 목 안도 건조해져서 코를 훌쩍거리거나 코 막힘, 노란 콧물이 생기므로 면역이 생기면 며칠 만에도 스스로 염증을 이겨 낼 수 있다는 것을 아는 것이 중요합니다. 이후로 주강이는 중이염, 비염 빈도분만 아니라 감기에 걸리는 빈도 또한 감소할 만큼 면역력이 증강되었습니다.

CHAPTER 07.
기침감기 졸업

**기침약을 아무리 먹어도 뚝 떨어지지 않고 계속하는
연속 기침, 그렁그렁 가래 기침 나을 방법이 있나요?**

> 천식은 불치병이고 화학약품으로 증상만 완화하며 평생 안고 가는 병이라는 고정관념에서 벗어나 천식은 누구나 근본치료할 수 있는 질환이며 반드시 졸업할 수 있는 병이라는 것을 꼭 말씀드립니다. 이것은 저의 주장이 아니라 오랫동안(수년에 걸쳐서) 온갖 치료법을 동원해도 낫지 않았던 만성 천식환자들이 거의 대부분 완치의 기쁨을 맛보았던 본원의 임상 기록으로 증명된 명백한 사실입니다.
> 단지 병력이 길수록, 내원 당시 몸이 많이 약한 상태일수록 면역증강이 이루어지는 시간이 더 걸릴 뿐이며 그렇다고 하더라도 대부분은 6개월 정도만 꾸준히 치료받는다면 전과는 비교할 수 없을 만큼 기침의 강도와 빈도가 줄어어든다는 것을 저와 환자들이 함께 지금 이 순간에도 확인하고 있습니다.

1) 천식은 정말 불치병인가?

기침감기를 한의학에서는 일종의 호흡기 염증으로 봅니다.
우리 인체가 여러 가지 이유로 면역이 저하되었을 때 나타나는 호흡기의 염증인 것입니다.
현대의학에서는 모세기관지염이나 천식에 항생제, 스테로이드제, 기관지확장제, 진해거담제등을 처방합니다. 어린이들에게도 마찬가지입니다. 그런데 이러한 약물을 장기간 복용하거나 흡입하면 폐기능의 저하, 면역력의 저하를 유발할 수 있어 일시적으로 기침을 멎게 할 수는 있지만 약효가 소멸되는 시점부터는 더 심한 기침에 시달릴 각오를 해야 합니다.

실제로 1만 명 이상의 소아환자를 치료하면서 양방 병의원에서 짧게는 몇 달, 길게는 몇 년을 옽심히 치료받았음에도 불구하고 기침이 낫기는커녕 체력 저하를 비롯한 여러 가지 합병증만 한 보따리 떠안게 된 아이를 데리고 마지막이라는 생각으로 본원에 내원했다는 말씀을 수없이 들어 왔습니다.

호흡기의 염증은 면역 저하의 결과이므로 면역력을 증강시켜 주는 것만이 유일한 기침의 치료받법입니다. 자연에서 나고 자란 약초로 달인 면역증강탕을 통해서 기침도 나을 수 있다는 것을 경험해 보시기 바랍니다. 숨이 넘어갈 듯 기침을 해 대는 아이에게 한약이 무슨 도움이 될까 하고 의구심을 가지시는 분들도 있었습니다. 그러나 그런 분들일수록 드라마틱하게 기침이 멎는 것을 보면서 더 많이 놀라워하십니다. 화학약품이 아닌 면역력을 증강시켜 주는 한약 처방을 통해서도 기침이 이렇게 완전하게 나을 수 있다는 것을 대부분의 사람들은 모르고 있습니다. 이것이 제가 가장 안타깝게 생각하는 부분입니다. 우리가 알고 있는 의학상식이라는 것이 얼마나 편협되고 왜곡된 것이었는지를 나와 내 가족의 건강을 위해 다시 한번 되돌아보아야 할 필요가 여기에 있습니다.

지난 25년간 병원에서 낫지 않아 한의원에 내원했던 수천 명의 천식, 모세기관지염의 치료방법은 이러했습니다. 면역력이 약한 아이들이 항생제, 기관지 확장제 등을 장기간 복용하게 되면 면역력을 더욱 떨어뜨려서 잦은 감기가 낫지 않게 됩니다. 그러므로 지금까지 해 왔던 것과는 다르게 해야 합니다. 기침 증상이 있을 시에 화학약품보다는 면역증강탕 처방을 먼저 복용합니다. 그간의 경험으로 볼 때 보통 3-4개월 정도 치료하면 면역력이 생겨서 확연하게 기침이 줄어들었습니다. 그리고 그 후에도 증상이 나타날 때마다 화학약품 대신 면역증강처방을 사용하면 기침이 낫는 속도가 화학약품보다 훨씬 빨랐다고 대부분 말씀하셨습니다. 심지어 그렇게 달고 다니던 기침감기를 몇 달씩, 몇 년씩 안 했다는 분들도 아주 많았습니다.

이렇게 기침 증상이 있을 때 화학약품 없이 천연약초로 만들어진 면역증강탕 처방만으로도 기침이 낫는 경험을 되풀이하게 되면 자연스레 화학약품에 의존하지 않게 됩니다.
그리고 기침의 빈도와 횟수가 확연하게 줄어들게 되며 아울러 혈색이 좋아지고 숙면을 취하게 되며 소화기능이 개선되어 눈에 띄게 성장발육이 촉진되게 됩니다.

식물이 병들었을 때 농약만 뿌리면 식물이 상하게 되고
사람이 병들었을 때 항생제만 사용하면 사람이 상하게 되므로
식물에게도 거름을 주듯이 사람에게도 거름을 주어야 합니다.
건강해지면 식물도 사람도 세균을 스스로 극복하게 됩니다.
이것이 바로 면역력입니다.

피곤하면 염증(모세기관지염, 폐렴)이 심해지고 건강해지면 염증은 가라앉게 됩니다.

피곤해서 생긴 염증에 화학약품을 복용해서 세균을 죽이겠다는 생각은 그 화학약품으로 세균만 죽이는 것이 아니라 내 몸도 함께 죽일 수 있다는 것을 간과한 위험한 생각입니다. 우리 인체는 면역력이 좋아져서 내 몸이 스스로 염증을 물리치지 않으면 그 어떤 화학약품으로도 염증을 가라앉히기 힘들고 설사 가라앉더라도 금방 연속적으로 재발하게 됩니다.

세 아이를 키우면서 제일 당황스러울 때가 열이 날 때였고 그다음이 밤새, 새벽까지 하는 심한 기침이었습니다. 이때는 정말 한의학의 위대함을 매 순간 느끼게 됩니다.

양방 소아과에 가면 모세기관지염, 천식, 폐렴 등으로 불리는 병들인데 여기서는 쉽게 가래기침, 마른기침으로 구분하겠습니다.
가래기침은 반하, 복령, 사삼 등의 약재로 치료하면 매우 잘 낫습니다.
마른기침의 연속은 목 안에 수분을 공급하는 오미자, 맥문동, 건지황, 구판 등의 약재를 복용하면 목 안에 수분공급이 되면서 기침이 낫게 되어 기침의 재발을 막아 줍니다.
한의사 아버지를 둔 덕에 여하간 세 아이 모두 커 가면서 기침으로 단 한 번도 항생제, 기관지 확장제패치, 스테로이드 흡입을 한 적이 없습니다. 모두 위의 천연 약재를 통해 기관지를 윤기 나게 해 주고, 목 안에 수분을 공급하여 감기 기침을 치료하였습니다.

이외에도 아이들을 키우다 보면 피부의 갑작스런 염증과 수면장애 등으로 고생하게 됩니다. 수두, 아토피, 알레르기피부염 등도 앞서 말한 비염이나 기관지염처럼 면역력이 저하되어 발생되는 헤르페스와 유사합니다. 따라서 체질에 맞는 면역증강과 피부를 윤기 나게 하는 보혈제, 그리고 소화불량으로 인한 피부염은 위장의 독소를 제거하는 처방으로 피부 역시 근본치료할 수 있습니다.

수면장애는 심장 열의 증가로 발생되는 경우가 많습니다. 소아는 체열이 높으므로 면역이 저하되면 심장의 박동이 빨라지게 됩니다. 그래서 잠시도 가만히 있지 못하고 산만한 아이들이 많은 것입니다. 심장의 열로 인해 쉽게 잠들기 힘들고 쉽게 깨게 됩니다.

아이가 밤에 깨서 갑자기 심하게 우는 것을 야제증이라 하며 복통으로 인한 경우가 대부분입니다. 소화불량이 심한 아기는 소화를 도와주는 처방을, 위장이 좋은 소아들은 심장의 열을 완화하는 처방을 사용하면 대부분 잠을 잘 자게 됩니다. 소아의 숙면은 성장발달과 면역증진을 촉진하므로 조기 치료하는 것이 좋습니다.

올해로 영유아 치료만 25년째입니다.
그리고 실제로 저의 세 자녀도 모두 자연치료로 양육해 왔습니다.
이렇게 직접 내 아이에게 한의학적 치료를 하면서 느끼는 점은 화학약품과 비교하여 한약이 너무나 뛰어난 치료효과가 있다는 것입니다. 그러나 안타깝게도 대부분의 한의사분들은 영유아에게 수개월간 지속적인 한약 치료를 한 경험이 없고 1세 이하 영유아에게 한약을 써 본 경험이 부족하여 오히려 진짜 한약치료가 필요한 24개월 미만의 아이에게 한약을 지어 주기를 꺼려 한다는 점입니다. 또한 치료경험과 확신이 없기 때문에 증상이 심할 때는 양약을, 덜할 때 보약을 먹는 것이 상식으로 형성되어 있어 안타까울 때가 많습니다.

저는 이렇게 주장합니다.
아이가 아플 때는 원인을 고치는 것이 중요합니다.
심할 때 항생제, 항히스타민제, 기관지 확장제, 스테로이드 흡입제 복용 대신에 체질에 맞는 면역증강과 원인치료를 시도해 보시기 바랍니다.

화학약품을 줄이기 위한 노력으로 한약을 복용하시는 것을 강력히 권해 드립니다.

염증(감기)은 몸이 허약하다는 신호입니다.
염증(감기)은 무조건 병원에 가서 약을 먹어야 되는 것이 아닙니다.
염증(감기) 시 며칠 쉬어서 낫게 된다면 양약도 한약도 필요 없습니다.
즉 면역력이 있는 상태에서는 약을 먹지 않아도 몸의 회복력으로 낫게 되는 것입니다.

지금 자녀분이 1년 내내 감기를 달고 있다면 면역력이 없는 상태입니다.
그렇다면 감기에 걸렸을 때 지금까지 해 왔던 것과는 다르게 해야 되지 않겠습니까?
저의 소아치료 25년간의 경험과 세 아이의 아빠로서의 경험에 의하면 감기 치료는 면역이 있는 상태를 만드는 것을 목표로 해야 합니다. 그러려면 염증(감기)시에 화학약품 대신에 몸의 면역력을 증강시키는 것이 감기 졸업의 근본방법입니다.

2) 기침 종류에 따라 치료방법 다르게!

본원에서는 기침의 양상을 마른기침의 연속, 가래기침, 새벽기침의 연속, 밤 기침의 연속 등 크게 네 가지로 나누어 그 치료 방법을 달리합니다.

- 마른기침은 보혈하는 호흡기에 수분을 공급하는 약재를 사용하고
- 가래기침은 이물질을 배출하고 제거하는 약재를 사용하여 치료했습니다.
- 새벽기침의 연속은 소아들의 소화불량의 결과로 나타나는 경우가 매우 많았으므로 소화기능을 촉진하는 약재로 치료하면 매우 효과적이었습니다.
- 밤의 연속적인 심한 기침은 인후부에 수분공급을 촉진하는 보혈처방을 주로 사용해 왔는데 이것은 환자와 보호자들의 증언에 의하면 기관지 확장제나 스테로이드제보다 작용이 더 효과적인 경우가 매우 많았습니다.

이렇게 기침의 원인에 따른 치료를 하고, 천연 약재를 통하여 면역력을 증강시켜 준 결과 기관지 확장제 패치, 진해거담제 등을 사용하지 않고도 저의 25년간 1만 명 이상의 치료경험을 돌아보면 본원에 내원했던 수천 명의 모세기관지염, 천식, 폐렴환자들은 대부분 양방병의원에서 수개월 수년간의 치료로도 낫지 않아서 한의원에 내원했다고 했습니다. 그중에는 생명과 관계 있을 만큼 호흡이 매우 심각한 어린이들도 많이 있었습니다. 그러나 그렇게 중증이었던 아이들도 대부분 면역증강탕을 통해 감기를 스스로 이겨 낼 만큼 체력이 생기도록 하여 건강해졌습니다. 제 욕심 같아서는 처음부터 본원에 바로 내원했더라면 아이가 고생을 훨씬 덜했을 텐데 하는 아쉬

움이 항상 있습니다.

치료를 해 보면 거의 대부분의 경우 3개월-1년 정도의 면역증강치료를 통해서 고질적인 기침에서 해방되었다고 하십니다. 본원에 내원하면 수개월-수년간 복용하던 화학약품은 모두 끊습니다. 그리고 모든 증상(야간기침, 새벽기침, 마른기침, 가래기침, 열감기, 장염, 비염, 축농증, 중이염 등)에 화학약품 없이 본원의 면역증강탕을 먼저 복용하길 권합니다.

기침 증상으로 본원에 내원했던 수천 명 이상의 경험통계에 의하면 80% 정도가 첫날 내원 이후 화학약품을 끊고 수년간 화학약품 없이 감기를 이겨냈습니다. 20% 정도단 증상이 심해서 화학약품과 본원의 면역증강탕을 함께 복용했습니다. 이 20%도 결국엔 꾸준한 면역증강으로 화학약품 없이 기침이 낫는 것을 반복적으로 경험하면서 점차 기침이 있어도 면역증강탕만으로도 낫게 되었습니다. 그 결과 면역력이 생겨 기침을 하는 일 자체가 거의 사라지게 됩니다.

많은 어머님들께서 화학약품이 몸에 좋지 않다는 것은 알지만 다른 방법이 없어서…라며 어쩔 수 없었다고 말씀하십니다. 하지만 몸이 약해서 염증(비염, 모세기관지염)이 생겼는데 항생제만 복용한다면 건강해지기는 어렵지 않겠습니까? 화학약품을 복용하는 것 외에 다른 방법이 분명히 있습니다. 화학약품의 복용으로도 기침이 낫지 않고 수개월 혹은 수년간 고생해 왔던 수많은 아이들을 25년간 치료해 본 결과, 어떤 만성기침도 면역증강법으로 끝이 나더라는 것을 분명하게 말씀드리고 싶습니다. 다만 개인의 면역력과 화학약품의 장기복용으로 손상된 폐의 정도에 따라 면역증강이 이루어지는 기간의 차이가 있을 뿐이었습니다.

나을 수 있다는 굳은 의지를 가지고 내 몸이 건강해질 수 있는 치료를 받아들일 마음의 준비를 하십시오. 그리고 충분한 시간적 여유를 가지고 성실히 치료에 임하시면서 조금씩, 때에 따라서는 놀랄 만큼 매우 빠르게 호전되어 가는 내 몸을 잘 지켜보시기 바랍니다.

기침(천식)은 불치병이 아닙니다.
그 원인을 정확하게 진단받고 우리 몸이 더 건강해질 수 있도록 면역증강한 다면 기침은 반드시 치료됩니다. 화학약품에 더 이상 의존하지 마세요.
우리 몸은 원래 화학약품 없이도 스스로 기침을 이겨 낼 수 있는 면역력이 있습니다.

면역증강 하십시오. 감기 졸업 합시다.

TIP 흡입용 스테로이드 제제, 정말 괜찮을까요?

**Tanner Nissly, DO;
Shailendra Prasad, MBBS, MPH**
Department of Family Medicine and Community Health, University of Minnesota, Minneapolis

**PURLs EDITOR
James Stevermer, MD, MSPH**
Department of Family Medicine, University of Missouri at Columbia

This asthma treatment has a lasting side effect in children

A new study finds that when children with asthma use inhaled corticosteroids, the effect on growth may not be temporary, as once thought.

PRACTICE CHANGER
Before prescribing inhaled corticosteroids (ICS) for a child with asthma, tell the patient—and parents—that their use could lead to a small but permanent effect on adult height.[1]

STRENGTH OF RECOMMENDATIONS
B: Based on one prospective study.

Kelly HW, Sternberg AL, Lescher R, et al; CAMP Research Group. Effect of inhaled glucocorticoids in childhood on adult height. N Engl J Med. 2012;367:904-912.

ILLUSTRATIVE CASE

awakenings and improving quality of life—with few side effects.[2]

What we know about ICS and children's growth
One adverse effect of ICS, however, is that of "decreased linear growth velocity"[4]—ie, slowing the rate at which children grow. Until recently, children were thought to "catch up" later in life, either by growing for a longer period of time than they would had they not taken ICS or by growing at an increased velocity after ICS medications are discontinued.[4-6]

다음은 2013년 7월 실린 Columbia Missouri 대학 가정의학과에서 발표한 논문입니다.

흔히 흡입용 스테로이드제의 사용이 일시적으로 성장장애를 일으키지만 성인이 되었을 때는 큰 차이 없이 키 성장이 이루어진다고 알려져 있습니다. 따라서 이러한 흡입용 스테로이드제 사용이 결과적으로는 아이의 키 성장에 아무런 영향을 미치지 않는 것으로 알려져 있는데요,

최근 발표된 위 논문은 이러한 흡입용 스테로이드제 사용이 아이의 성인 키에 영구적인 영향을 미칠 수 있다고 합니다. 또한, 성장 문제 외에도 흡입용 스테로이드제제는 인두강 칸디다증, 안구 합병증 등을 유발할 수 있어 사용 후 양치나 세척이 필수적입니다. 심각한 부작용은 둘째치더라도 화학약품 자체가 일시적인 증상완화에만 도움을 줄 뿐, 우리 아이 기관지를 보강해 주거나 튼튼하게 해 주지는 못한다는 사실은 누구나 알고 있습니다.

부작용을 알고 있지만 어쩔 수 없이 증상완화를 위해 사용하는 화학약품과 부작용이 적고 증상을 완화시키며 기관지를 보강할 수 있는 천연약재, 둘 중에 어느 것을 선택하시겠습니까?

지난 25년간 스테로이드흡입제 치료를 하는 아이, 듣지 않아서 스테로이드 주사투여를 받는 아이 등... 한약 치료를 알지 못해 화학약품으로 고생한 아이들을 진료하면서 느낀 안타까움이 이 책을 통해 수많은 부모님들께 전해질 수 있길 바랍니다.

천식 조절제 주요 부작용

약물명	부작용
지속형 베타2-항진제	
흡입제: formoterol salmeterol	빈맥, 불안, 소화불량, 두통 등 (경구제보다는 부작용 약함)
경구제: formoterol bambuterol	빈맥, 불안, 골격근진전, 두통, 저칼륨혈증
(글루코코르티코) 스테로이드 흡입제	
흡입제: budesonide, fluticasone	고용량인 경우 피부 얇아지고 쉽게 멍듦. 인두강 칸디다증(사용 후 구강세척)
경구제: prednisolone methylprednisolone prednisone	장기간 사용 시 골다공증, 고혈압, 당뇨병, 백내장, 부신억제, 성장억제, 비만, 피부 얇아지고 근육 약화
주사액: Dexamethasone	각종 감염증, 내분비계 이상
서방형 테오피린 aminophyline methylxanthine	구역, 구토, 고농도에서 경련발작, 빈맥, 부정맥
류코트리엔 조절제 matelukast pranlukast zafirlukast	자료가 많지 않음 zafirlukast - 혈청 트란스아미나제 농도 상승 (약물성 간염 유발)

약물명	부작용
속효형 베타2-항진제 albuterol fenoterol salbutamol salmeterol	흡입제: 빈맥, 골격근 진전, 두통, 안절부절, 고용량에서는 고혈당증, 저칼륨혈증. 경구제: 위 부작용이 더 흔함
항콜린제 ipratropium bromide	두통, 구역, 위장운동장애, 심계항진, 발진, 두드러기
속효성 테오필린 aminophylline	구역, 구토, 두통, 고농도에서는 경련발작, 빈맥, 부정맥
에피네프린 주사	베타2-항진제와 유사하지만 더 심함. 환각

기관지 확장제 패치, 부작용은 없나요?

기관지 확장제 패치의 주요 이상반응 중 하나는 심계항진입니다. 심계항진이란 심박수가 항진되어 가슴이 두근거리는 느낌을 받게 되는 증상을 말합니다. 이 외에도 패치를 부착했을 경우 수전증 등의 떨림 현상, 이유 없이 보채고 잠을 못자고 칭얼대는 증상 등이 나타날 수 있습니다.

이유는 기관지 확장제 패치가 교감신경 흥분제이기 때문입니다. 교감신경이란 우리 몸이 긴장을 할 때 지배하게 되는 자율신경으로 '호랑이를 만났을 때, 많은 사람들 앞에서 발표할 때'와 같은 긴장 상태로 생각하시면 됩니다. 긴장하면 손이 떨리기도 하고 심장이 빨리 뛰기도 하고, 동공이 확대되는 등의 몸의 변화가 나타나기 때문에 위와 같은 부작용이 생기는 것입니다. 이러한 교감신경 항진 증상 중 하나가 기관지가 확장되는 것입니다.

교감신경을 항진시키는 작용 때문에 기관지 확장제 패치는 의사의 처방전이 있어야 구입할 수 있으며, 천식 등 기관지가 좁아져서 생기는 증상이 아닌 일반 감기에는 의미가 없습니다. 말 그대로 '기관지 확장 작용'만 하게 됩니다. 때문에 일반적인 기침약인 진해거담제와는 작용기전이나 적응증이 다릅니다.

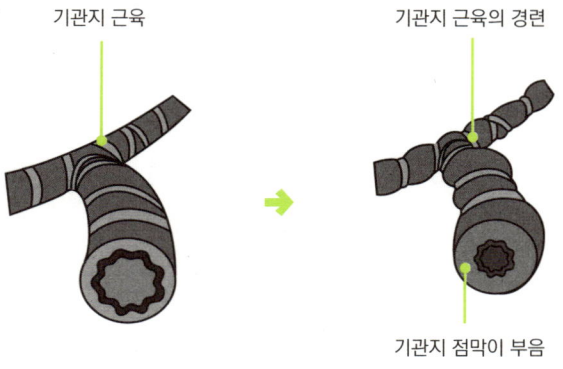

위 그림과 같이 기관지 점막이 부어 좁아져서 생기는 천식, 천식성 기관지염에는 기관지 확장제 패치가 효과적이나 일반적인 기침감기에는 전혀 효과를 기대할 수 없으며 오히려 아이에게 진한 에스프레소 커피 한 잔을 먹이는 것과 같다고 할 수 있습니다. 이 때문에 아이가 칭얼거리거나 잠을 자지 않는 등의 부작용이 나타나게 되는 것입니다.

최근에는 기관지 확장제 패치를 남용할 경우 갑작스런 천식증상의 악화, 이유 없는 영아 돌연사와도 연관이 있는 것으로 보고되고 있어 더욱 패치 사용에 신중해야 합니다.

> **TIP** 없어지지 않는 가래, 치료가 가능한가요?

모세기관지염은 대부분 바이러스 감염에 의해 발생되며 그중에서도 Respiratory syncytial virus(RSV)가 50-75%를 차지하게 됩니다. 그러나 이 바이러스에 노출된 모든 아이들이 모세기관지염에 걸리는 것은 아닙니다. 바이러스에 노출되더라도 감염, 증상발현 여부를 결정하는 것은 아이의 '면역력'입니다. 학교의 같은 반 내에서 감기를 앓는 아이와 앓지 않고 지나가는 아이가 구분되는 차이가 바로 '면역력'인 것입니다.

항생제, 기관지 확장제, 진해거담제, 스테로이드제를 계속해서 사용하게 되면 증상이 완화될 수는 있지만 면역력이 더 떨어지게 되어 재발을 거듭하게 됩니다. 계속되는 재발을 막기 위해서는 면역력 증가를 통한 근본치료가 필요합니다.

그렁그렁 소리가 계속되는 것은 스스로 가래를 배출할 만한 기관지의 힘이 부족한 것입니다. 25년 치료 경험 결과 충분한 수분을 섭취하고 가래를 배출하는 생약재(천연 약재)를 복용하면 진해거담제를 복용하는 것보다 훨씬 치료가 빨랐습니다. 이렇게 화학약품이 아닌 천연 약재를 통해 기침을 치료한 경험을 한번 하게 되면 부모님들께서는 화학약품 없이도 기침이 빨리 치료될 수 있다는 사실을 깨닫게 되고 점차 화학약품 복용 횟수가 줄게 되면서 잦은 모세기관지염에서 벗어날 수 있게 됩니다.

민간요법에서 사용하는 도라지, 배즙보다 몇 배 효과적인 약물로 배합된 기침 처방들이 수천 년 전부터 내려오고 있습니다. 이러한 좋은 한약의 존재를 모르고 화학약품, 민간요법에만 의지하는 부모님들을 볼 때마다 안타까울 때가 한두 번이 아니었습니다. 한약은 전문가인 한의사에게 진찰을 통해 정확하고 안전한 한약을 처방받고 화학약품 대신 천연 약재를 통해 면역력 증강과 기관지 수분 공급을 도와주시길 바랍니다.

알고 계시나요?

그렁그렁 가래기침이 심한 아이의 경우 콧물(비염, 축농증)이 동반되어 있는 경우가 많습니다. 코가 뒤로 넘어가면서 가래가 생성되는 경우가 많기 때문입니다. 이때 항히스타민제(코감기 약)를 장기간 복용하면, 과도한 항히스타민제 복용이 건조증을 유발하여 호흡기 점막이 건조한 상태가 됩니다.

기관지 점막이 건조한 상태가 되면 분비물 분비가 증가하고, 섬모운동에 장애가 와서 모세기관지염증이 더욱 악화될 수 있습니다. 기관지 점막은 항상 촉촉한 상태(수분이 많은 상태)로 유지되어야 가래 등 노폐물을 배출하기 위한 섬모운동이 방해를 받지 않으므로 기관지의 수분 유지는 매우 중요합니다.

TIP   도라지와 배즙, 천식에 도움이 되나요?

동의보감에는 주변에서 쉽게 구하여 복용할 수 있는 약재들에 대한 설명이 있습니다. 한약을 지어 먹을 여유가 되지 않는 서민들을 위해 단방(單方)들을 적어 놓은 것으로 허준 선생님의 사려 깊은 마음을 볼 수 있습니다. 동의보감의 해수문(咳嗽門)에 속해 있는 내용입니다.

**기관지 확장제 패치보다, 진해 거담제보다
기침에 도움이 되는 생활 속의 한약재들**

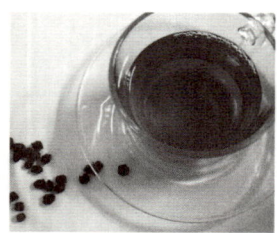

1. 오미자
주로 기침이 나고 기(氣)가 치밀어 오르며 열이 나는 것을 치료한다. 그러나 단독으로 많이 쓰면 사기(邪氣)를 머물러 있게 할 우려가 있기 때문에 반드시 먼저 발산시키는 약을 쓰거나 겸하여 쓰는 것이 마땅하다. 차나 환을 만들어 먹는다.

* 사기(邪氣) : 나쁜 기운, 바이러스, 세균 등의 의미

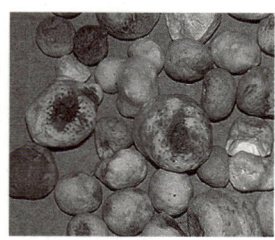

2. 반하(半夏-끼무릇 뿌리)
가래기침으로 기가 치밀어 오르는 것과 몸이 찬데 찬 것을 마셔서 폐를 손상시켜 기침이 나는 것을 치료한다. 생강과 함께 달여 마시면 효험을 본다.

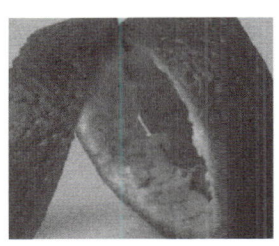

3. 귤피(귤껍질)
기침이 나고 기(氣)가 치밀어 오르는 것을 치료한다. 귤홍과 감초 볶은 것을 4:1 비율로 끓인 물에 타서 먹는다.

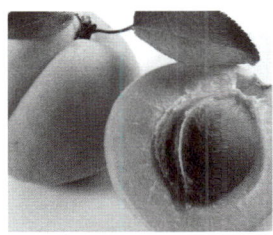

4. 행인(杏仁-살구씨)
주로 기침과 기가 치밀어 올라 숨이 찬 것, 천식을 치료한다. 또한 노인의 오래된 천식과 해수를 치료한다. 마른 것을 적셔 주고 맺힌 것을 풀어 준다. 행인은 그 성질이 실제로는 열(熱)하기 때문에 찬 기운으로 생긴 기침에 적당하다.

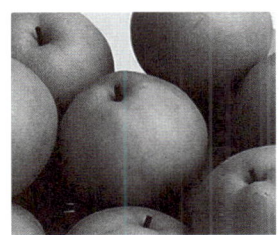

5. 이(梨-배)
성질은 차고, 맛은 달면서 약간 시고 독은 없다. 객열을 없어 주고, 가슴이 답답한 것을 멎게 하며 풍열과 가슴속에 맺힌 열을 없애 준다. 갑자기 나는 기침에 쓴다. 기춤으로 가슴이 답답해지면 좋은 배를 구하여 심을 제거하고 거기에 꿀을 넣어 쪄서 먹는다.

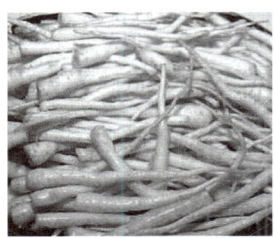

6. 길경(桔梗-도라지)
성질은 약간 따뜻하고, 맛은 매우면서 쓰고, 독이 조금 있다. 폐기로 숨이 찬 것을 치료하고 일체의 기를 내리며, 목구멍이 아픈 것과 가슴, 옆구리가 아픈 것을 낫게 한다. 인후통을 치료한다. 길경과 감초를 같은 양으로 해서 물에 달여 조금씩 먹는다. 폐의 기운을 다스리고, 폐열로 숨이 몹시 찬 것을 치료한다. 가루 내어 먹거나 달여서 먹거나 다 좋다.

천식 근본치료 후기

천식약은 평생 먹어야 한다더니, 이제 전부 버렸어요

천식, 축농증 완치 혈색 개선	이름	윤인영		
	성별	男	나이	6세
	주소	경기도 수원시 권선구 고색동		
	초진 일자	2008.10.23		
	기타	생후 100일부터 계속 기침(천식)		

현병력 (증상)	**주소증. 천식** **발병일. 2003년(생후 100일부터)** ○ 기침으로 인하여 수면불량, 구토 ○ '컹컹' 기침 ○ 양약 복용 중이나 호전 무, 타 한의원에서 한약 3개월 복용하였으나 호전 무. **과거력. 폐렴(5개월 전)** ○ 동반증상 : 축농증. 덥고 답답하다는 말을 자주 함. 땀을 많이 흘림
치료내용	○ 아침 점심 : 폐혈액순환을 촉진 처방 ○ 저녁 : 폐, 기관지, 코에 수분 공급하는 폐보혈제를 증류한약으로 처방
치료경과	**2009.3.31** **한약복용 5개월 후** 겨울 동안 전과는 비교할 수 없을 만큼 양약 복용 없이 잘 지냈음. 피곤하면 가끔 기침을 하나 양약복용 없이 본원에서 처방하는 기침 한약만 먹고 대부분 1주일 내로 증상이 호전되었고 기침은 최근엔 전혀 하지 않고 상태가 너무 좋다. 그리고 축농증증상인 코 막힘, 누런 콧물도 없고 식사량도 늘었고 잠도 훨씬 잘 잔다고 함. 피부 건조한 것도 좋아졌고, 땀 많이 흘리고 답답해하는 증상도 호전됨. 혈색이 좋아져서 다크서클도 많이 없어졌음. 상태가 너무 좋다고 기뻐하심. 천식은 평생 양약을 먹고 관리하는 병인 줄 알았는데 양약 복용 없이도 축농증, 천식이 없어지고 무엇보다도 먹는 것도, 자는 것도, 혈색도, 땀도, 다크서클도, 아이의 체력도 좋아지는 것을 보고 매우 신기해함.

진단 및 치료	현대의학에서는 알레르기 비염, 천식, 아토피, 축농증 등에 근본치료가 없고 증상만 완화시켜 주며 평생 관리하는 질환이라고 우리는 상식적으로 알고 있습니다. 그러나 우리 주변에서 살펴보면 잦은 화학약품의 복용으로 감기를 달고 살고, 이로 인해서 시간이 지날수록 피부가 건조해지고, 식욕이 저하되고, 혈색이 나빠지고, 성장발달이 늦어지고, 대소변에 문제가 생기는 등 복합증상으로 진행되는 경우를 꽤우 자주 봅니다. 이런 아이들이 우리 주변에 넘치는데 대증치료만 하고 크면 좋아질 것이라고 주장하는 것은 우리 주변의 고통에 너무 무책임한 말은 아닐까요. 본원에서 치료의 기본은 "지금까지와는 다르게 하십시오. 왜냐하면 지금까지의 의식주, 치료가 모두 자녀분에게 도움이 되었다면 자녀분이 매우 건강했어야 하기 때문입니다. 따라서 좋아했던 음식물도 바꾸고 치료방법도 바꾸시기 바랍니다. 무엇보다도 약을 먹고 나서 기운이 넘치고 혈색이 좋아지고 3-4개월 먹고 나면 감기도 1년 정도는 안 걸리고 활력이 생겨서 다크서클도 없어지고 식은땀도 덜 나고 아이들의 표정도 밝아지는 것이 감기약입니다. 그런 감기약을 먹이신 적이 있습니까?" 물론 개인마다 병력이 수년인 경우부터 1개월에 이르기까지 다양하고 타고난 체력도 다르지만 면역을 증강시켜 주는 치료는 시간의 문제이지 모든 사람에게 이롭다고 확신합니다. 그리고 양약을 그렇게 먹어도 낫지 않던 축농증, 천식이 전보다는 훨씬 양약복용 없이도 1년여를 잘 지낸다면 자녀분은 면역이 전보다 훨씬 증강된 상태입니다. 나중에는 한약 복용 없이도 하루 이틀 수면 기침, 콧물이 저절로 낫게 됩니다. 또한 감기는 약 없이도 쉬 낫는 상태가 빨리 되는 것을 목표로 치료하는 것입니다. 차후에는 몇 년 만에 본원에 내원하는 경우가 대부분이며 '그동안 몇 년을 감기 없이 살았어요. 그런데 최근에 성장하느라고 그런지, 학교 다닌다고 피곤한지 콧물, 기침이 1주일 이상 생겨요' 이렇게 말씀하십니다. 그러면 저는 '그동안 면역증강으로 몇 년 동안 잘 지냈으며 1년에 한두 번씩 하는 것은 정상적인 것입니다. 그런데 1주일 이상 지속되면 해마다 보약 먹인다는 생각으로 면역증강한약을 한 번씩 복용시키세요. 그리고 한약 복용 후 감기가 낫는 것을 꼭 확인하세요. 그러면 아이들도 잘 크고 또 한 해 잘 지낼 겁니다.' 이렇게 대화가 됩니다. 그리고 부모님들도 인식이 바뀌어서 감기를 면역증강으로 치료하려고 하는 생각이 확고해지십니다. 무조건 염증이나 증상만을 완화하기 위해서 2-3주 심지어 수개월-몇 년을 화학약품만 복용시킨다는 것은 한번 이 사회가 생각해 보고 반성해야 되는 문제가 아닐까 생각됩니다. 혹시 다른 방법으로 천식, 비염, 아토피 등이 진정으로 완치될 수 있는지 알려고 노력했으면 좋겠습니다. 본인의 경험상 거의 대부분의 알레르기질환, 비염, 천식, 열감기, 아토피는 근본치료 될 수 있음을 다시 한번 말씀드립니다.

천식 근본치료 후기

수시로 드나들던 응급실, 이제 끝났습니다

천식 완치 감기 졸업	이름	박교민		
	성별	男	나이	7세
	주소	대구 북구		
	초진 일자	2009.2.28		
	기타	잦은 감기로 화학약품 장기복용		

현병력 (증상)	**주소증. 중증 천식** ○ 호흡곤란으로 수시로 응급실 흡입치료, '쌕쌕'거림 ○ 동반증상 : 잦은 감기, 알레르기성 비염 　　　　　　 눈, 코 소양감, 도한(수면 시 머리 쪽으로 땀) 　　　　　　 피부 건조(아토피), 다크서클이 심함
치료내용	양약의 장기간 복용을 줄여 나가고 면역력을 증강시키면 몸이나 코 안, 목 안이 매우 건조하므로 특히 보혈제의 처방을 통해서 체내에 수분공급이 무엇보다 필요합니다. ○ 아침 점심 : 감기를 안 걸릴 수 있을 만큼의 체력을 만들기 위해서 면역증강탕 ○ 저녁 : 수분공급과 기침치료를 위해서 목 안에 수분 공급하는 폐보혈제
치료경과	2009.5.28 양방병원에서 호흡곤란으로 한 번 흡입치료를 했을 뿐 양약을 모두 끊고 놀라울 만큼 호전되었다고 함. 양방병원에서 그렇게 오랫동안 약을 먹어도 호전되지 않던 기침이 지금은 전혀 없어서 주변에서도 모두 놀라 한다고 함. 숨소리도 깨끗함. 이번 달에는 양방병원에서 처방한 기침약을 한 번도 안 먹였다고 하심. 그래도 몇 년간 천식으로 고생했으므로 좋은 상황을 계속 유지하기 위해서 면역증강탕을 계속 복용하라고 권함. 천식은 반드시 근본치료 될 수 있는 질환이라고 강조함.
진단 및 치료	교민이가 내원할 당시 잦은 감기, 비염, 중증 천식 등으로 화학약품에 매우 많이 노출된 상태였습니다. 이러한 화학약품을 장기간 복용하였지만 교민이의 상태는 개선되지 않았고 소화기 또한 약해져 혈색이 없고 다크서클이 심한 상태였습니다. 하지만 우려했던 것보다 경과가 좋아 빨리 화학약품을 끊으면서 천연 약재를 통해 기침을 치료할 수 있었습니다. 이렇게 치료되는 경험들이 쌓이는 만큼 교민이의 면역력 또한 점차 쌓여 천식증상뿐만 아니라 비염 증상도 개선되었으며, 감기에 걸리는 횟수가 점점 감소하였습니다.

천식 근본치료 후기

양약도 소용없던 천식이 한약으로 잡혔어요

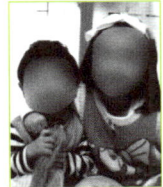

이름	안민재		
성별	男	나이	생후 24개월
주소	서울시 금천구 가산동		
초진 일자	2008.11.8		
기타	잦은 감기로 화학약품 장기복용		

현병력 (증상)	**주소증. 천식** ○ 양약복용 중이나 지속적으로 천식성 기관지염이 재발, 수시로 기침함 **발병일. 2008.6.** **과거력. 2008년 8월 폐렴 입원, 두드러기** ○ 동반증상 : 중이염으로 항생제 복용 　　　　　많이 칭얼대며, 자다가 2-3번 깨고 겁이 많고 소심함 　　　　　하체에 근력이 없어 잘 넘어짐 　　　　　멀미, 구토 잦음
치료내용	비위허약형 천식. 알레르기 비염 ○ 오전 : 우장혈액순환촉진과 숙면을 촉진시켜 주는 처방 ○ 점심 저녁 : 기침 시에 수시로 복용하는 폐혈액순환제를 복용 아주 심한 상태가 아니면 가급적 화학약품 복용을 금하길 권고함
치료경과	**2008.11.25** 양약복용을 중단했음에도 불구하고 기침이 오히려 많이 줄었다고 함. 가끔 잔기침은 하나 전처럼 쌕쌕거리는 기침이 없음. 소화도 호전되어 식욕이 증진됨. 자다가 일어나서 울기도 했는데 빈도가 훨씬 줄어듦. 다리에 힘이 없어서 잘 넘어졌는데 전체적으로 힘이 생겨서 덜 넘어짐. 산만하고 짜증을 많이 냈는데 잠을 잘 자고, 잘 먹게 되니 기분이 좋아져서 짜증 내지 않고 집중력이 많이 좋아졌다고 함. **2008.12.12** 기침은 계속 거의 없는 상태임. 쌕쌕거리는 소리가 가끔 들리는 정도. 소화력이 좋고, 잠도 잘 자고 집중력이 호전됨. 다리에 힘이 많이 생겨서 점프를 한다고 함. 침대나 소파 내려올 때 예전에는 못 내려왔는데 지금은 점프해서 내려옴.

치료경과	**2009.3.9** **올겨울에 처음으로 양약 복용 없이 지내고 있음. 4개월째 거의 기침 없이 지내고 있음.** 아주 추울 때 한 번씩 쌕쌕거리나 전처럼 양약 복용 없이도 하루 이틀 지나면 저절로 없어진다고 함. 찬 바람을 쐬도 기침이 없고 쌕쌕거리지 않음. 완전히 숙면을 취하게 되고 볼에 살이 통통 올랐다고 함. 혈색도 좋아짐. **면역이 올라와서 그런지 상처가 났을 때 엄청난 속도로 빨리 낫는다고 기뻐하심.** **2009.4.29** 가끔 기침하지만 스스로 낫는다. 잠도 잘 자고 밥도 잘 먹고 다리에 힘이 넘친다 하고, 힘이 생기니까 자꾸 바깥에 나가려고 하고 친구들과 잘 어울리려고 함. **추운데 놀아도 기침 없음. 천식, 수면장애, 다리 힘없는 증상, 식욕부진 모두 완치판정을 내림. 면역증강이 충분히 되었음.** 앞으로 성장하면서 피곤해하면 1년에 한두 번씩 보약 먹이면 된다고 말씀드림.
진단 및 치료	민재는 면역이 약해서 감기에 걸리면 항생제, 항히스타민제, 스테로이드제 등의 화학약품으로 대증치료만 해서 증상이 호전과 악화를 반복하고 있었습니다. 특히 비위가 허약한 사람은 양약 복용 시 위장기능이 더욱 약해지는 경향이 많아 민재가 잦은 멀미를 호소하였습니다. 또한 폐뿐만 아니라 심장기능도 저하되어 특히 면역이 약하거나, 소화불량 시에 심장이 더욱 두근거리게 되므로 자주 짜증을 내고 보채며 숙면이 어려운 상태였습니다. 다시 말하면, 몸이 약해서 감기에 걸렸는데 화학약품만 계속 복용시키므로 소화도 더욱 안 되고 면역이 더욱 약해지고 가슴도 답답해져서 보채고 울고 숙면이 안 되는 악순환이 반복되는 상황이었습니다. 숙면이 안 되면 면역이 생기기 어려워서 면역력 증강을 기대하기 힘듭니다. 그러므로 위장기능을 개선시키고 심장을 안정시켜서 숙면을 도와주면, 먹고 자고 하는 것이 좋아져서 면역이 좋아지게 됩니다.
치료후기	저희 둘째아이 민재는 어려서부터 많이 아픈 아이였습니다. 태어날 때는 정상적인 체중으로 태어났고 백일까지도 모유를 잘 먹고 통통하게 자란 편이었습니다. 그런데 4개월이 지나면서 누나가 어린이집 생활로 감기를 달고 살면서 광재도 감기를 자주 걸리게 되었습니다. 그 어린 아이에게 감기약을 먹이는 것이 마음이 아팠지만 다른 방법은 없다고 생각했습니다.

그리고 돌이지나 겨울이 되면서 민재는 더욱 면역력이 떨어져 39도가 넘는 열감기와 역시 39도가 넘는 중이염을 세 번이나 앓아야 했습니다. 겨울에는 거의 항생제와 해열제를 달고 살았고 초봄인 3월까지 베란다에 조금 나가도 코를 흘리게 되었습니다. 그 코가 누런 코가 되면서 아무리 약을 먹어도 잘 낫지 않는 감기로 발전이 되었습니다.

아이는 한참 자라야 할 나이에 제대로 먹지 못해 항상 마르고 또래 아이들보다 작았습니다. 그리고 밤에 잠을 제대로 자지 못했습니다. 적어도 3-4번은 깨고 자다가 울고 보채고 자다 깨면 한참 잠을 못 이룬 적도 있었습니다. 그러더니 6월에 온몸과 얼굴에 두드러기가 심하게 일어나더니 7월에 천식이 오게 되었습니다.

그 한여름에 계속 기침을 해 대는데 약을 먹어도 그만, 안 먹어도 그만이어서 며칠 약을 안 먹였더니 폐렴으로 번져 입원까지 한 적도 있었습니다.

소아과에서 천식이라는 말을 들었을 때는 하늘이 무너지는 것 같았습니다. 누나도 천식으로 몇 달을 고생하고 어린이집도 그만두게 되었는데 민재도 천식이라니요. 그제야 저는 수북이 쌓여 있는 약병을 보고 혹시 저 약들 때문에 아이가 더 아픈 것은 아닐까 생각하게 되었습니다. 그리고 한의원을 찾아갔지요.

치료후기

강남에 있는 유명한 기관지 천식전문 한의원에도 가 보고 집근처의 ○○소아한의원에도 가서 약을 먹였지만 기침이 들어가지 않았습니다. 오히려 아기가 차만 타면 손발이 차가워지고 토를 하는 증상까지 겹치게 되었습니다. 제가 아이를 위해 할 수 있는 일은 기도밖에 없었습니다.

그리고 그 기도에 대한 응답이었을까요? 성모아이한의원을 알게 되었고 곧바로 서울에서 KTX를 타고 대구로 내려가게 되었습니다. 원장님께서 "저희 한의원에서 천식은 어려운 병이 아닙니다."라고 하는데 믿음이 갔습니다. 보통 대학병원이나 다른 한의원에서는 "천식은 완치가 없다"라고 먼저 얘기를 합니다. 원장님을 믿고 치료를 시작하였고 민재는 위장약과 뇌보혈제 그리고 폐보혈제를 먹게 되었습니다.

약을 먹고 한 달이 안 되어 아이는 눈에 띄게 좋아졌습니다.
일단 기침이 잔기침 수준으로 줄었고 밤에 1번 정도 깨서 물을 먹고는 다시 깊은 잠에 빠졌습니다. 겨울에도 감기 한 번 앓고 무난히 지났습니다. 예전 같았으면 조금만 찬 바람을 쐬어도 쌕쌕거리고 숨을 나쉬기 힘들어 하기도 했는데 올 겨울에는 눈 오는 날 살짝 나가서 눈도 맞고 만져 보고 신나게 놀기도 했습니다. 4개월 정도 먹이고 나니 기침이 완전히 들어가고 밥도 잘 먹으며 밥 양이 늘었습니다. 그리고 밤에 한 번도 깨지 않고 잘 잡니다. 이

치료후기	제는 밤에도 목이 마르지 않나 봅니다. 물을 찾지 않습니다. 새집에 이사 와서 나쁜 공기가 밑으로 내려간다 하여 아이들은 침대에서 재우는데 침대에서 자다가 두세 번 떨어진 적이 있는데 떨어진 줄도 모르고 잡니다. 숙면을 취하니 볼에 살도 통통하게 오릅니다. 놀라운 것은 뇌보혈제를 먹고 나서 예민한 아이가 차분한 아이로 바뀌었다는 점입니다. 항상 짜증이 많고 자꾸 보채고 산만하고 자주 울고 하던 아이가 이젠 한 시간 이상씩 앉아 책을 보고 교구를 합니다. 예전에는 좋은 교구와 블록을 사 주어도 전혀 하지 않았습니다. 이상하게도 민재는 손을 사용하지 않았어요. 뇌와 손은 깊은 관계가 있다고 해서 저는 손을 사용하지 않는 민재가 뇌발달도 잘 안되는 게 아닐까 걱정을 했었는데 뇌보혈제를 먹고 나서 아이가 손을 사용하는 교구 작업을 무척이나 좋아합니다. 언어적으로도 무척이나 놀라울 정도로 늘었습니다. 28개월 남자아이치고는 말을 상당히 잘하는 편입니다. "엄마 나 배고파요.", "엄마 나 피곤해요. 자고 싶어요." 어느 순간 아이가 완전한 문장으로 존댓말을 쓰며 의사표현을 합니다. 치료를 받고 너무나 새롭게 건강하게 다시 태어난 민재를 보고 마음이 기쁩니다. 아이들은 조그만 신호를 보냅니다. 그 신호에 예민하게 반응해서 방치하지 말고 엄마가 일찍 치료를 시작하면 더욱 효과는 좋은 것 같습니다. 원장님께 감사드립니다. "천식은 완치되는 병이 아닙니다"라고 말하는 의사들에게 너무나 실망하고 암담해하며 뒤돌아서게 되었는데 원장님을 만나게 되어 세상을 다시 밝게 보게 되었습니다. 저희 큰아이 *경이도 천식치료를 받으며 호전되고 있습니다. 언제나 *경이와 민재 상태 꼼꼼하게 체크해 주시고 서울까지 가는 한약이 터질까 신문으로 꽁꽁 싸서 보내 주시는 여러 선생님들께도 감사드립니다.

CHAPTER 08.
감기복합증후군

아토피, 식욕부진, 성장, 수면장애, 언어지연, 발달지연

감기 졸업과 아토피/감기와 식욕부진/감기와 성장/감기와 언어지연, 발달지연은 모두 별개의 질환이 아니므로 반드시 함께 근본치료 해야 된다.

> 25년 동안 20,000명 이상의 영유아를 진료하면서 잦은 상기도 감염(감기, 비염, 기관지염, 편도선염, 인후염, 중이염 등)뿐만 아니라 식욕부진, 수면장애, 아토피, 야뇨, 성장장애, 발달지연 등을 동반하고 있는 경우를 많이 보았습니다. 이를 영유아 **감기복합증후군**이라 이름 지어 봅니다.
> 호흡기 면역력 문제뿐만 아니라 소화기, 심장, 피부, 인지발달, 성장 등의 문제가 동반되어 있었기 때문에 근본치료를 위해서 복합적으로 처방을 써 왔습니다.
> 예를 들면, 같은 비염이라도 식욕부진아동에게 효과적이었던 비염처방과 아토피를 동반한 아동의 비염처방이 다르게 됩니다. 목표는 비염+식욕의 개선, 비염+아토피의 개선을 동시에 목표로 합니다. 이처럼 비염, 천식, 중이염, 축농증+식욕부진, 야뇨, 아토피, 언어지연, 성장지연 등의 복합처방을 10만여 번 이상 쓰면서 여러 증상들이 동시에 개선되는 경험을 수없이 하게 되었습니다.

1) 감기는 여러 증상을 동반한다

1999년 국내 최초로 소아난치병전문한의원을 시작한 이후 20,000명 이상의 영유아진료를 하면서 제일 많이 느끼는 점은 소아들이 감기만 있는 것이 아니라는 점이었습니다.

감기+식욕부진
감기+식욕부진+수면장애
감기+식욕부진+수면장애+야뇨증
감기+식욕부진+수면장애+(야뇨증)+아토피
감기+식욕부진+수면장애+야뇨증+아토피+언어발달지연, 성장지연

등을 동시에 가지고 있었고 대부분의 부모님들은 감기와 식욕부진, 수면장애, 성장, 아토피, 야뇨증, 언어지연, 학습부진 등을 별개의 질환으로 인식하고 계셨습니다. 아이가 이런 복합 증상들을 가지고 있었지만 단순히 감기라도 고치기 위해 내원하신 어머님들께서는 큰 기대 없이 호흡기 면역증강만을 말씀하셨습니다. 하지만 면역증강탕을 통해 감기 졸업을 한 소아들은 더 이상 항생제 등 화학약품을 복용할 필요가 없어졌으므로 위장이나 소화기가 개선되었고, 피부혈색이 좋아졌습니다. 이외에도 감기를 달고 다녔던 아이들이 감기에 걸리지 않을 만큼 체력이 좋아졌으므로 식욕부진, 수면장애, 야뇨, 피부건조에서도 벗어나는 경우를 수없이 확인하였습니다. 당연히 예전보다 잔병치레가 줄고 항생제복용이 줄게 되었으므로 성장발육, 체력이 증가되었고 눈빛·인지력 상승, 언어의 폭발적 증가, 학습능력의 증가 등을 가져왔습니다.

25년 발달치료를 하면서 **인간의 성장발달, 인지발달은 육체적인 건강이 필수적이라는 것**을 배웠습니다. 진정한 성장약, 언어발달치료약은 다름 아닌 감기 졸업, 수면향상, 식욕촉진을 도와주는 약임을 강조하고 싶습니다.

지금 자녀분의 키가 또래보다 작거나 또래보다 언어발달이 지연되거나 자폐, ADHD, 학습부진으로 고통스러워한다면 운동이나 학습훈련프로그램보다는 잦은 감기의 졸업, 소화기 개선, 수면 개선, 혈색 개선이 근본적인 해결책이라는 것을 기억하십시오.

2) 아토피+감기(면역력 저하)

코 안 점막도 피부로 볼 수 있습니다. 때문에 코 안이 건조한 친구들은 피부도 역시 건조하다고 보시면 됩니다. 잦은 열감기, 코감기, 기침감기, 중이염에 시달리는 아동 중에 아토피가 병발되는 경우를 자주 볼 수 있는 이유입니다. 때론 피부층에, 때론 코 안 점막에 함께 발생되면 **"아토피+비염"**이 되는 것입니다. 같은 원리로 피부층과 기관지 층이 건조한 **"아토피+기침"**이 될 수도 있습니다.
우리는 보통 피부는 피부과에서, 감기는 소아과나 이비인후과에서 치료하는 것으로 분리해서 생각합니다. 그러나 코 치료, 천식 치료, 아토피 치료가 따로 있는 것이 아니라 근본 면역 문제가 해결되어야 아토피든 비염이든 천식이든 치료될 수 있습니다.

아토피와 비염, 천식을 동반하고 있는 많은 영유아들은 각각의 병원을 가게 되고, 이 때문에 배로 많은 화학약품 복용으로 고통받는 경우가 매우 많습니다. 비염, 천식, 모세기관지염은 면역 저하로 발생되는 염증 가족들인데 항히스타민제, 항생제, 스테로이드제를 자주 복용하게 되면 오히려 면역 저하와 위장장애, 입 마름, 피부건조를 유발해 피부혈색(아토피 피부염)이 더욱 나빠지게 되는 경우가 비일비재합니다. 화학약품이 아니라 천연약재, 즉 기운 내게 하는 약재를 통하여 근본치료를 하면 화학약품 없이도 감기 졸업을 하게 되고 면역증강이 되어 피부혈색이 개선될 수 있습니다.

현대의학에서 아토피는 불치병이라고 합니다. 환경적 영향을 많이 받기 때문입니다. 아토피는 내부적, 외부적 원인 등으로 인한 우리 몸의 총체적 문제점이 피부로 드러난 상태라고 생각하시면 됩니다. 일종의 몸의 경고 신호인 것입니다. 그렇다면 우리는 아토피 증상 자체에 집중할 것이 아니라, 어떤 문제로 인하여 신호가 온 것인지를 파악해야 합니다. 아토피에 한방치료가 양방치료보다 효과적인 이유는 한방은 이 원인을 찾아내는 것에 집중하기 때문입니다.

호흡기 면역력뿐만 아니라 아토피 증상에 영향을 미치는 것은 소화기 문제가 있습니다.
소장에서는 우리 몸 면역력의 상당 부분을 담당하고 있습니다. 장내 유익균이 우리 몸의 면역력을 지켜 주고 있기 때문입니다. 이 때문에 밀가루 음식이나 기름진 음식 등 소화기에 부담이 되는 음식을 먹으면 아토피나 호흡기 염증 증상이 악화되는 것입니다. 이것을 한의학적으로 설명하면 다음과 같습니다. 소화기가 튼튼하지 못하면 독소배출이 원활하지 못하게 되고 이 독소가 피부로 배출되게 됩니다. 이렇게 해서 나타나게 되는 것이 아토피 피부염입니다. 밀가루, 인스턴트 음식 등 독소가 잘 생기게 되는 음식들을 피해야 하는 것은 당연하며, 소화기 기능 자체가 좋아져야 아토피 피부염의 발생 근본 원인을 제거할 수 있습니다.

또 하나, 아토피 치료를 위해서는 피부보혈제(피부에 윤기를 공급해 주는 약재)를 통하여 건조증을 치료해야 합니다. 피부 쪽으로 혈액순환이 잘되어야만 노폐물 제거가 잘될 수 있습니다. 보습은 밖에서 해 주는 것보다 내부적으로 공급해 줄 때 더욱 효과적이며 오래 지속됩니다. 외부에서 공급해 주는 보습크림 등은 오히려 피부 스스로의 자생력을 잃게 만들 수 있기 때문에 적절한 선에서 해 주어야 합니다. 대신 먹는 음식, 천연 약재로 내부적으로 영양물질을 만들 수 있도록 거름을 주어야 합니다. 물을 많이 마시는 것만으로도 도움이 되지만 당귀, 천궁, 백작약, 숙지황(사물지제)에 염증을 가라앉히는 금은화, 연교, 포공영 등의 천연 약재를 사용하게 되면 당연히 그냥 물을 마시는 것보다 훨씬 효과적입니다.

몸에 바르면 피부가 좋아진다는 각종 천연식물을 원료로 하는 연고가 시중에 넘쳐 나고 있습니다. 사람마다 음식물에 대한 반응이 모두 다르듯이 어떤 사람이 해당 연고를 사용해 증상이 호전되었다면 반드시 어떤 다른 사람에게는 부작용이 생길 수 있다는 것을 꼭 기억하시기 바랍니다.
피부는 우리 몸의 오장육부와 모두 경락으로 연결되어 있으므로 체내 오장육부가 건강하지 않다면 피부의 건강은 있을 수 없습니다. 즉 몸 내부가 건강해야만 피부가 좋아질 수 있으므로 외용제의 한계를 반드시 명심하시기 바랍니다.

예를 들자면 이런 것입니다. 식물의 표피가 건조하여 벌레가 잘 먹는다고 독한 약을 뿌린다면 일시적으로 벌레가 죽긴 할 것입니다. 그러나 약 때문에 식물의 몸이 약해지게 되어 식물의 표피가 오히려 더욱 건조해질 수도 있습니다. 거기어 더해 독한 약물에 벌레들이 내성까지 생기게 되면 더 독한 약을 뿌려야 하고 식물은 더더욱 약해지는 악순환이 반복되는 것입니다. 이때 식물의 껍질에 보습제를 바른다고 껍질의 건조증과 허약증을 근본해결 할 수 있을까요?

벌레를 이겨 낼 수 있을 만큼 건강하고 윤기 있고 튼튼한 식물이 될 수 있게 해 주어야 됩니다. 몸 내부가 건강해야만 몸 외부의 피부도 건강해질 수 있다는 것을 기억하시기 바랍니다.

아토피로 처음 내원하시는 분들께 항상 드리는 말씀은 양약이든, 한약이든 만병통치약은 없다는 것입니다. 다만, 증상 억제를 위해 항히스타민제, 스테로이드제만을 반복해서 사용하게 되면 희망이 없지만, 원인 치료를 시도해 보고 보강하는 약재를 통해 아토피증상이 개선될 수 있다면 나을 수 있다는 희망이 생기게 됩니다. 피부와 몸은 떨어져 생각할 수 없습니다. 반복되는 감기로 면역력이 떨어져 있다면 피부 또한 그 기능이 떨어져 있다고 생각할 수 있습니다. 이것은 가설이 아닌, 25년간 소아 아토피 치료를 하며 입증한 사실입니다.

감기약이 없듯 피부약도 없다.

감기약이 없듯 피부의 근본치료약도 없습니다.
현재 나와 있는 피부약은 단지 피부의 가려움증을 경감시켜 주는 것을 목표로 합니다.
가려우면서 콧물, 재채기가 날 때 잠시 덜 가렵게 하는 약인 항히스타민제가 코 알레르기의 근본치료약이 아니듯 피부에 사용되는 항히스타민제 역시 근본치료약이 아닙니다. 오히려 잠시의 콧물, 재채기, 소양감은 줄지만 결과적으로 입이 마르고, 피부가 건조해질 수 있습니다. 졸리고 피곤해지기까지 합니다. 그 결과 면역이 저하되면 당연히 코감기를 달그 살게 됩니다.

목감기(편도선염)에도 근본치료약이 있는 것이 아니라 항생제와 잠시의 통증을 완화하는 진통 소염제, 스테로이드 등을 사용합니다. 이러한 약물은 근본치료가 아니라 잠시의 고통을 덜어 주는 약입니다. 가려움증, 통증을 잠깐 경감시켜 주는 것이 이 약물들의 목표입니다.

이 약물들로 인한 피부의 건조증과 면역력의 약화는 잦은 염증의 원인이 됩니다.

따라서 피부의 염증이 심한 아동들은 면역력을 증진시켜 주는 방법으로 코감기, 기침감기, 중이염, 열감기를 치료하여야 합니다. 꾸준한 면역물질의 복용으로 코감기, 열감기, 기침감기, 중이염 등이 낫게 되면 당연히 피부혈색(아토피 피부염)도 개선되게 됩니다.
실제로 25년간 영유아 진료하면서 한약 처방을 통해 비염+아토피 아동, 비염+기침 아동들을 동시에 치료하는 경험을 많이 하였습니다.

결론적으로

- 아토피는 피부의 염증이며, 염증은 면역이 저하되면 더욱 심해진다.
- 감기는 또한 염증(비염, 편도선염, 모세기관지염, 중이염 등)이며, 코 안, 목 안 피부의 면역력이 저하되면 염증이 생긴다.

아토피 개선 식욕 증진 빈뇨 호전	이름	김민진		
	성별	女	나이	여 8세
	주소	구미시 승정동		
	초진 일자	09년 3월 14일 내원		
	기타			

끊임없이 재발되던 아토피, 피부가 깨끗해졌어요!

현병력 (증상)	아토피가 계속 있었는데 최근 1년 사이 매우 심해짐.(안면을 포함한 전신) 입술을 포함한 신체 전반적인 악건성 피부. 피부과 연고는 사용하지 않음. 소변을 자주 봄. 중이염 수술, 아데노이드 절제술 각거력. 3세 때 가와사키병으로 입원 치료. 수면장애-가려워서 수면 시 자주 깸. 식욕부진-식사량이 적음.
진단 및 치료	어릴 때 장기간 잦은 감기로 장기간 항생제 복용, 중이염 수술, 아데노이드 절제술 등으로 면역이 매우 약한 상태. 앞으로는 감기 시 화학약품의 복용보다는 한방치료로 면역증강 하도록 함. 피부에 윤기가 나려면 식욕이 개선되어 식사량이 늘어야 하고, 푹 숙면을 취해야만 혈색이 좋아지게 되며 또한 소변을 자주 보는 것이나 야뇨가 있는 것을 개선하지 않으면 인체의 영양이 새는 것이라고 설명함. 따라서 위장기능의 개선, 수면의 개선, 방광의 개선, 면역증강을 통해서 감기를 예방하고 감기에 걸렸을 때도 예전과는 다르게 면역증강을 통해서 감기 치료할 것을 강조함. 아침 점심은 소화기능을 개선하고 음식물로 인한 발진을 예방하는 소화기 혈액 순환제, 저녁은 피부보혈제를 처방함.
치료후기	3/21 많이 가려워서 잠을 설친다. 5/2 상체는 매우 좋아졌는데, 하체는 많이 긁는다. 5/26 상반신은 굉장히 좋아졌다. 식사량이 늘었다. 잠도 대우 잘 잔다. 7/23 피부 개우 좋아졌다 식욕이 좋아졌고, 전보다 잠도 잘 잔다. 잦은 소변 증상도 호전됨. 피부는 매우 좋은 상태를 유지. 하체도 많이 호전되었는데 가끔은 긁는다. 치료 후: 예전보다는 비교할 수 없을 만큼 좋아짐. 엄마가 매우 만족함. 식욕 증진, 수면 호전, 방광 호전, 감기예방을 통해서 몸이 좋아지므로 당연히 피부도 좋아진 사례.

공통적으로

○ 둘 다 피부층의 염증이며,
○ 면역력의 저하 시 발생된다.
○ 증상을 잠시 경감시켜 주는 약물밖에 없다.

위의 사실을 기억하시고 감기도 아토피 등 피부의 염증도 모두 면역력을 증진시켜 주는 방법으로 근본치료해야 졸업할 수 있다는 것을 말씀드립니다. 다음은 면역력이 떨어진 상태로 내원한 아동이 면역증강 치료 후 호전된 사례입니다.

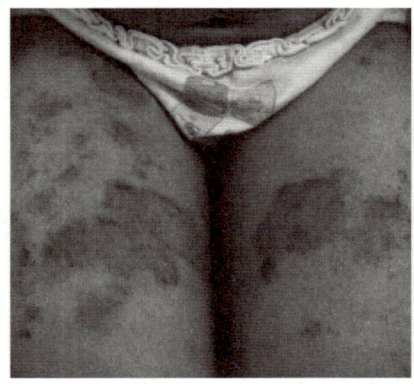
치료 전

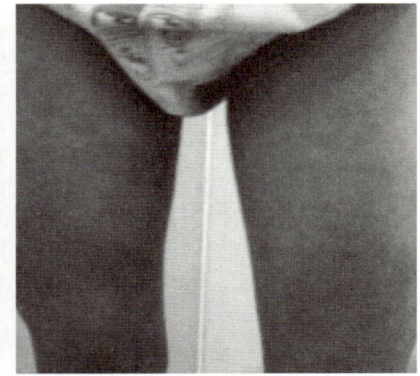
치료 후

3) 감기+성장지연

본원에 아이가 키 크기 위해 보약을 먹으러 왔다고 말씀하시면 먼저 아이의 소화상태를 체크합니다. 아이의 소화기가 튼튼하지 않으면 아무리 좋은 한약을 처방해 주어도 흡수하지 못하기 때문에 쓸모없기 때문입니다. 그다음으로 아이가 얼마나 자주 열이 나는지, 비염이나 모세기관지염, 천식 등은 없는지를 확인합니다. 이때 아이가 감기를 1년 내내 달고 있는 상태라면 반드시 호흡기 면역증강탕을 통하여 호흡기를 고쳐야만 키가 자랄 수 있다고 설명드립니다.

성장 부진 아동들이 잔병치레에 시달리면 당연히 성장이 될 수 없습니다. 잦은 감기로 인해 항생제등 화학약품을 장기간 복용하게 되면 소화기능을 떨어뜨리고 면역력도 저하되어 성장발달을 어렵게 만들 수 있기 때문입니다. 따라서 성장부진의 첫 번째 해결책은 잔병치레의 졸업, 즉 감기 졸업과 항생제 등의 졸업입니다.

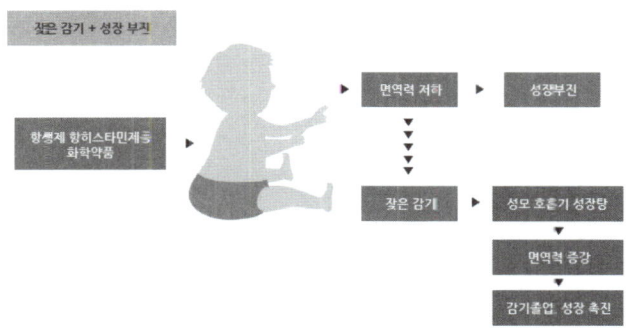

감기는 내 몸의 체력(면역, 저항력)이 저하되었다는 신호입니다. 이때 항생제, 항히스타민제 등 화학약품을 복용하게 되면 그 순간 증상은 감소하지만 체력이 떨어져 잦은 감기에 시달리게 됩니다. 이렇게 되면 당연히 성장 또한 부진하게 되는 것입니다. 반대로 감기 증상 시 기운 내게 하는 약물을 복용하고 충분한 휴식을 통하여 면역력이 증가되면 감기에 걸리는 횟수도 감소하게 되고 혹 걸리게 되더라도 충분한 숙면과 휴식, 식사조절로 1-2주간 육체적인 휴식과 정신적인 안정을 취하면 낫게 됩니다. 감기 졸업과 성장은 따로 떨어져서 생각할 수 없습니다. 이것이 성장과 감기 졸업을 동시에 이루는 방법입니다. 그리고 **꾸준한 거름을 투여한 식물이 당연히 혈색이 좋아지고 성장발육이 촉진되는 것과 꾸준히 체질에 맞는 면역물질을 복용한 영유아들이 성장발달, 인지발달이 촉진되는 것은 당연한 자연의 섭리입니다.**

다음은 감기와 성장지연을 모두 가지고 있던 아이의 치료사례입니다. 어머님께서 직접 적어 주신 소중한 치료 후기입니다.

후기 "엄마 한약 하루에 다섯 번 먹으면 안 돼요?"

◆ 하정이 엄마

이게 무슨 말이냐고요? 저도 처음엔 우리 하정이 말이 믿기지 않았습니다. 달콤한 음료수를 사 줘도 안 먹던 아이가 한약을 이렇게 잘 먹을 줄이야. 우리 하정이가 성모아이한의원을 찾기까지 저의 마음이 얼마나 부서지고 부서졌는지는 하정이와 똑같은 아이를 키우지 않는 엄마는 이해하지 못할 겁니다.

하정이는 5살, 키는 99cm, 몸무게 14.5kg. 또래에 비해 키도 작은 편이고, 몸무게도 미달, 성격도 내성적인 아이였습니다. 태어날 때에는 3.5kg으로 아주 건강하고 토실토실한 아이였는데 돌이 지나고부터는 먹는 것 자체를 거부했습니다. 다른 엄마들은 단지 밥을 잘 먹이기 위해 군것질을 줄이는데 저는 군것질이라도, 아니 사탕, 과자, 초콜릿이라도 먹었으면 하는 애절한 마음이 한 해, 두 해 더해만 갔습니다. 이렇게 먹지를 않으니 몸무게도 늘지 않고 키도 잘 자라지 않는 건 당연한 일이겠죠.

그래서 집 근처에 있는 성모아이한의원을 찾게 되었고 선생님과 상담을 한 후 약을 짓게 되었죠. 워낙 비위도 약하고 하니 한약 냄새 풍기는 검은 한약은 먹지 않을 것이 틀림없어 증류 한약을 선생님께 부탁드렸고 한 제를 먹기 시작했습니다.(증류 한약이라 한약 냄새가 덜해서 잘 먹더라구요) 한 제 정도 먹을 때는 별 변화를 느끼지 못하겠더니 두 제를 먹으면서는 배고프니 밥을 달라고 하고 계속해서 먹을 것을 찾고 입에 달고 있기 시작했습니다. 세 제, 네 제를 먹고 나서는 제시간에 밥을 주지 않으면 자기가 스스로 찾아 먹고 "더 주세요."는 식사 시간마다 꼭 하는 말이 되었습니다.

한약을 먹은 지 7개월이 지났지만 아직 감기나 잔병치레도 하지 않고 잠도 10시간씩 잘 잡니다. 그리고 내성적인 성격도 많이 활발해지고 친구들과도 너무 잘 어울려 노는 활동적인 아이가 되었습니다.(식욕부진 약을 먹으면 성격도 변한다고 선생님이 말씀하심)

참 제일 중요한 것, **7개월이 지난 지금 키는 104.3cm, 몸무게는 18kg...** 믿기지 않으시죠?

저도 제 아이가 아니었다면 믿을 수 없었을 겁니다. 요즘, 아이와 같이 나가면 동네 분들이 "하정이 키도 많이 컸고 참 많이 통통해졌네. 엄마가 잘해 먹이나 보네."하는 말을 자주 들으니 엄마로서 어깨가 으쓱해집니다. 예전에는 더 정성껏 해 먹였는데 듣지 못한 말을 요즘은 한 것 없이 자주 들으니 이 기분 아무도 모를 겁니다. 하정이와 같은 경우의 아이를 가진 엄마가 있다면 성모아이한의원의 문을 살짝 두드려 보세요. 저와 같은 기쁨을 나눌 수 있었으면 합니다.

4) 감기+야뇨

5세가 넘어도 야뇨증으로 고생하는 아이들을 수백 명 이상 보았습니다. 이런 야뇨증을 가진 어린이 중에 다수가 잦은 감기, 비염, 축농증, 모세기관지염, 천식을 동반하고 있었습니다. 실제로 아이들을 치료하면서 느낀 점은 감기와 야뇨는 둘 다 면역 저하 시 심해진다는 공통점을 가지고 있었고, 그러므로 별개질환이 아니라 동시에 근본치료를 해야 할 대상이라는 것이었습니다. 그러나 부모님들께서는 어떤 의료기관에서도 감기와 야뇨가 연관이 있고, 동시에 치료를 한다는 것을 들어 본 적이 없을 것입니다.

저 역시 처음부터 둘을 함께 치료해야 한다고 깨달았다기보다 1999년부터 20,000명 이상의 영유아를 치료하면서 잦은 감기의 연속을 근본치료 하니 야뇨 또한 함께 없어지는 것을 확인하면서 알게 되었습니다. 그래서 그 이유를 살펴보았습니다.

1. 항생제, 스테로이드제 등의 복용은 신·방광기능에 악영향을 미치게 됩니다.

인체의 신(콩팥), 방광은 간 기능과 함께 체내에 침입한 독한 물질을 걸러주는 역할을 합니다. 그런데 화학약품은 일종의 독소로서 화학약품을 장기간, 혹은 다량 복용하게 되면 신·방광이 부담을 받게 되어 소변이 노랗게 되거나 신체가 붓고, 잦은 피로감을 느끼는 등 신장 기능이 저하되게 됩니다. 따라서 면역의 증강을 통해서 잦은 감기를 졸업하게 되면 더 이상 화학약품의 복용이 없게 되고, 신·방광기능 또한 회복됩니다.

2. 감기를 이겨 낼 만큼의 면역력이 증강되면 야뇨도 함께 치료됩니다.

저는 호흡기질환과 신·방광기능을 별개의 질환으로 보지 않습니다. 호흡기 처방과 신·방광기능을 강화하는 처방을 그동안의 경험을 통해서 항상 함께 처방하고 있고, 야뇨의 완치가 되었을 때가 아이들 면역력의 완성이라고 말씀드립니다. 즉, 잦은 감기의 졸업뿐만 아니라 야뇨의 완치까지가 근본치료라고 미리 보호자분들께 말씀드리고 있으며, 실제로 대부분 야뇨의 완치까지 경험하게 됩니다. 이렇게 면역력 증강을 통하여 야뇨를 완치하게 되면 아이는 자신감이 상승하고, 하체성장발달이 촉진되어 키가 크게 되고, 뇌기능 발달 또한 촉진되는 결과를 가져오게 됩니다.

다음은 신장과 호흡기가 모두 약한 아이의 치료 사례입니다.

	5년째 복용하던 신장약, 이제 끊었어요

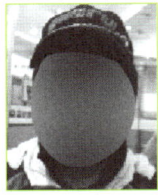

이름	이성훈		
성별	男	나이	12세
주소	경남 고성군		
초진 일자	2012.4.7-현재		
기타	한약을 복용하고 난 뒤 언어가 폭발적으로 늘었어요!		

현병력 (증상)	**주소증 : 신증후군, 단백뇨** ○ 발병일 : 5년 전 ○ 동반증상 : 코가 늘 훌쩍, 잦은 감기 　　　　　 잦은 하지통, 복통 　　　　　 수면 불량 ○ 복용약 : 신장약 5년째 복용 　　　　　 신약 복용 후 살찜.
치료경과	**2007.2.9** 첫 내원 **2007.3.2** 살이 1kg 정도 빠졌고 얼굴 붓기도 빠짐. 아침저녁으로 기침 조금씩, 코막힘. **2007.4.28** 기침 약간 있음. 조금 완화. 대소변을 참지 못하고 보기 전에 속옷에 조금씩 묻힘. **2007.5.17** 소변 정상. 요즘은 감기 덜함. 코도 좀 좋아져서 코막힘 별로 없음. **2007.6.25** 단백뇨 더 이상 없음. **2007.8.22** 변은 매일 잘 봄. 아침에 붓고 푸석푸석한 것도 괜찮다고 함. **2007.9.6** 소변은 처음 약 복용 후부터는 단백뇨는 계속 없음. 잠은 잘 잠. 최근 코막힘 조금. **2007.10.5** 요즘은 아주 건강하게 잘 지낸다고 함. 코나 기침도 안 한다고 함. 단백뇨는 전혀 안 나오고 신장약도 전혀 먹지 않고 있음. 감기증상 없음.

치료경과	**2년 후** 2009.6.13 키 성장 많이 함. 식사, 수면 양호. **1년 후** 2010.9.11 잘 먹고 잘 잔다. 특별히 아픈 곳 없음. 키 많이 컸다.
치료후기	(손글씨 치료후기 이미지) 지금도 생각하면 눈물이 먼저 아른거립니다. 초등학교 1학년 여름방학이 끝나갈 어느 날 아침, 갑작스레 퉁퉁 부은 아이의 두 눈에 깜짝 놀랐습니다. 동네 소아과에서 대구경대병원으로의 소견서를 받고 입원하게 되었습니다. 온갖 검사를 하는 과정에 등 뒤쪽 척추 쪽에 호스를 넣어 하는 검사과정이 있었는데 장시간 엎드려 꼼짝도 못 하는 아이가 안쓰러워 참 많이 울었습니다. 병명은 '신증후군' 쉽게 얘기하면 우리 몸을 구성하는 중요한 영양성분인 단백질이 소변으로 배출되는 질병이었습니다. 스테로이드 약을 복용해야만 일시 멈추고 또 다시, 몸이 피곤하거나 하면 재발하고, 장기간 복용하면 성장장애, 불임 등 무서운 얘기들이 막 들리더군요. 한 번에 먹는 알약 수가 최소 한 알에서 최대 열 몇 알을 하루 2-3회씩... 끔찍하더군요. 아침저녁 약 먹을 때면 아이 대신 먹어 주고 싶었습니다. 여덟 살. 그 후 4년 동안 계속 재발. 나았다 재발했다...

| 치료후기 | 지방에서 있다 보니 학교에 병결을 내고 입원하고, 말이 아니었습니다. 늘 피곤해하고 면역성이 떨어지면 재발하니 행여나 감기에 걸릴까 사람 많은 곳은 피하고 날씨가 조금만 추워도 외출은 일체 삼가고 거의 학교 외엔 집에서 생활하게 되었습니다. 완치되는 병이 아니기에 항상 조심. 조심. 마음을 졸이는 수밖에 없었습니다. 무엇보다 스테로이드에 의존한 병이었기에 아이의 장래가 너무나 겁났습니다.

눈썹이 까만 물감을 칠한 듯 짙어지고... 약의 부작용이라고 하시더군요. 그러기를 4년이 지나갈 무렵 직장 동료의 아들이 성모아이한의원에서 자폐증으로 치료를 받는 중이었는데, 상태가 많이 호전되었다고 좋아하길래 저 역시나 하는 마음에 아들과 함께 내원하게 되었습니다.

김성철 원장님의 상세한 치료과정과 설명을 그대로 따르기로 마음을 먹고, 2007년 2월부터 이 한 해는 원장님 처방대로 일 년을 지내고 그동안 재발은커녕 감기 한 번 한 적이 없었습니다. 솔직히 양약을 먹으면서 다른 좋다는 한의원 몇 군데를 거쳤지만 먹는 도중 재발하곤 했습니다. 원장님을 접하고 일 년 동안 재발이 없었고, 감기 한 번 걸리지 않는 효과에 너무나 감사하고 또 감사했습니다.

2008년 내원. 2009년 내원하고 올해는 며칠 전 방문하였습니다. 놀라운 건 몇 년 동안 스테로이드 부작용으로 성장장애가 심했었는데, 2009년 가을·겨울 기준으로 무려 10센티나 키가 자랐습니다. 성모아이한의원 김성철 원장님을 만난 건 행운이라고 생각합니다.

현재 중학교 2학년. 이제는 야외활동, 캠프 간 가는 곳이 없고, 다른 아이와 같이 정상적인 생활로 돌아왔습니다. 물론 키도 엄청 잘 자라고 있구요. 2년 안에 신증후군재발이 없으면 재발할 가능성이 거의 없다고 하는데 원장님을 만난 지 3년 하고도 7개월 한 번의 재발 없이 잘 자라고 있습니다. 자주 배 아프고, 머리 아프고, 감기 걸리고, 다리 아프고... 걸어 다니는 종합병원이었는데 이렇게 멋진 남학생으로 성장할 수 있도록 지켜 주신 성모아이 직원 여러분과 김성철 원장님께 깊은 감사를 드립니다. 지금 생각하면 이렇게 편안한 마음으로 글을 쓰고 있지만, 4년 동안 가슴 졸였던 걸 생각하면 돌이키고 싶지 않습니다... 우리 아이와 비슷한 질병이거나 다른 큰 병을 갖고 계신다면 일단 내원하여 상담을 받으시라고 꼭꼭 권해 드리고 싶습니다. |

TIP 만 2세 미만 영유아는 감기약을 복용할 수 없습니다

지난 9월 4일(2014. 9. 4.) 한국 소비자원에서 보도한 자료입니다.

○ 미국 FDA 자문위원회는 2007년 만 2세 미만 영유아들에 대한 OTC감기약 사용중단을 권고하였고, 영국, 캐나다, 호주, 뉴질랜드에서는 만 6세 미만 소아에게 OTC감기약의 판매를 제한하는 조치를 시행함.

- <u>미국에서는 1969년부터 2006년까지 약 40년간 54명의 어린이가 충혈완화제(decongestants)*, 69명의 어린이가 항히스타민제(antihistamines)** 를 복용하고 사망한 사례</u>가 있었으며 미국 질병통제예방센터(Centers for Disease Control and Prevention)가 수행한 연구결과에 따르면 2004년과 2005년에 약 1,500여 명에 달하는 2세 미만 영유아가 시중에 판매되는 일반 감기약을 복용한 후, 심각한 약물 부작용을 겪은 것으로 나타남.
  - * 감기약의 일종으로 비점막 충혈(코막힘 등) 제거
  - ** 감기약의 일종으로 알레르기성 질환 치료제

- 미국 FDA는 어린이 감기약이 감기증상 호전에 효과가 있다는 연구결과는 거의 없는 반면, 사망, 경련, 높은 심박수, 의식저하 등의 심각한 부작용 사례는 지속적으로 보고되고 있다는 사실을 밝히며, 2세 미만 영유아의 OTC 기침, 감기약의 복용을 중단하도록 권고함.

- 정확한 사인은 밝혀지지 않았으나 국내(대전)에서도 2014년 1월, 2살 된 영유아가 감기약을 먹고 잠든 후 숨진 사건이 발생한 바 있음.

* OTC : over-the-counter의 약자로 의사의 처방 없이 살 수 있는 의약품을 의미함. 일반 의약품과 유사한 개념임.

이에 따라 우리나라 또한 2008년 2세 미만 영유아에게 처방되는 의약품 성분을 제한하였습니다.

※ 2008년 식품의약품안전처는 「의약품등 표준제조기준」상의 감기약 기준 개정을 통해 염산수도에페드린 등 **안전성이 우려되는 28개 성분이 포함된 감기약의 2세 미만 용법, 용량 표시를 삭제 조치함.**
또한 '감기에 걸린 만 2세 미만 영유아는 의사의 진료를 받아야 하며, 꼭 필요한 경우가 아니면 동 성분이 포함된 감기약을 복용시키지 않아야 한다.'는 내용의 안전성 서한을 배포함.
해당 조치는 1969년-2006년, **미국에서 OTC(비처방의약품) 감기약을 복용한 2세 미만 영유아에게 사망, 경련, 높은 심박수, 의식 저하 등의 심각한 부작용이 발생하자** 미국 FDA가 2세 미만 영유아에게 OTC 감기약의 사용 금지 권고를 내린 것에 대한 후속조치임.

하지만 한국 소비자원의 조사결과, 이러한 식품의약품 안전처의 지침은 잘 지켜지지 않은 것으로 나타났습니다. 밑의 내용 역시 2014년 9월 4일, 한국 소비자원에서 발표한 자료입니다.

만 2세 미만 영유아, 감기약 복용할 때 주의해야
 - 조사 대상 약국의 70%가 안전성 우려 성분이 포함된 감기약 판매

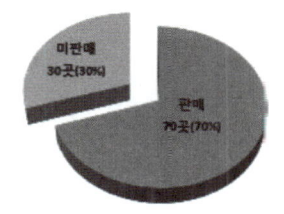

< 약국의 안전성 우려 영유아 감기약 판매 실태 >

안전성 문제로 만 2세 미만 영유아의 복용이 제한되어 있는 감기약이 약국과 병원에서 빈번하게 판매, 처방되고 있어 보호자의 각별한 주의가 요구된다.
한국소비자원(www.kca.go.kr)이 서울에 소재한 100개 약국을 대상으로 만 2세 미만 영유아에 대한 감기약 판매실태를 조사한 결과, 70개 약국(70%)에서 안전성이 우려되는 28개 성분이 포함된 감기약(일반의약품)을 판매하고 있었다. 해당 감기약은 안전성 문제로 만 2세 미만 영유아의 복용 용도로는 약국판매가 금지되어 있다.

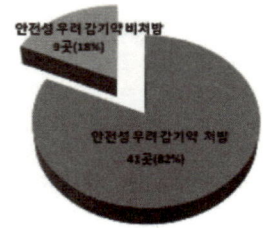

한편 만 2세 미만 영유아가 감기증상으로 병원에서 처방받은 감기약을 조사한 결과, 50개 중 41개 병원(82%)이 문제 성분이 포함된 감기약을 처방한 것으로 나타났다.

식품의약품안전처의 2008년 조치에 따라 의사도 꼭 필요한 경우가 아니면 만 2세 미만 영유아에게 문제 성분이 포함된 감기약을 처방하지 않는 것이 원칙이나 잘 지켜지지 않고 있어 소관부처의 관리, 감독 강화가 필요한 실정이다.

<u>또한 영국, 캐나다 호주, 뉴질랜드에서는 만 6세 미만 소아까지 OTC(일반의약품) 감기약의 복용을 제한하고 있으나 우리나라는 2세 이상 만 6세 이하의 소아에 대해서는 별도의 조치를 취하지 않고 있다.</u> 그 결과 50개 중 42개 병원(84%)에서 만 2세 이상 만 6세 이하 소아에게 문제 성분이 포함된 감기약을 처방하고 있었다.

우리나라도 동 연령대 소아의 안전사고를 사전에 예방하기 위하여 문제 성분이 포함된 감기약의 판매금지 연령을 만 6세 이하로 상향 조정할 필요가 있다.

안전성 문제로 2세 미만 영유아에게 판매금지가 권고된 의약품이 그동안 병원과 약국 70-80%에서 처방되었다는 사실은 충격적입니다. 의사, 약사를 믿고 먹은 약이 우리 아이에게 오히려 독이 될 수 있었던 것입니다.

이에 식품의약품 안전처는 2015년 9월 17일부터 약국에서 파는 어린이 감기약의 주의사항에 '만 2세 미만에게 투여하지 않는다'는 문구를 넣도록 했습니다. 이전에는 '만 2세 미만의 영아는 의사의 진료를 받는다,' '꼭 필요한 경우가 아니면 약을 복용시키지 않는다'라는 문구가 기재되어 있었지만, 만 2세 미만 영유아에게 투여 금지를 강조하기 위해 주의사항 문구가 바뀐 것입니다.

유럽이나 미국 여행을 가서 아이가 감기에 걸려 병원에 가면 아무런 약도 처방받지 못하고 휴식을 취하라는 말만 듣는 경험을 해 보신 분들이 계실 겁니다.

소아에게는 안전성이 우려되는 진통해열제나 항히스타민제, 비점막출혈완화제 등이 감기치료의 핵심이 아니라 휴식이 바로 감기치료의 키포인트인 것입니다.

실제로 우리가 생각하는 '발열'에 대한 처치는 유럽과는 차이가 있습니다. 아래는 업데이트된 영국의 진료가이드라인(NICE GUIDELINES)입니다.

영국의 만 5세 이하 소아에 대한 진료 가이드라인을 보면

-열 이외의 문제가 없는 경우 체온을 내리는 것을 목적으로 진통해열제를 사용하지 않는다.
(Do not routinely use antipyretic agents with the sole aim of reducing fever in children who are otherwise well)

-명확한 원인을 알아내지 못한 경우 열이 나는 소아에게 경구용 항생제를 처방하지 않는다.
(Do not prescribe oral antibiotics to children with fever without apparent source.)

-진통해열제가 열성경련을 막지 못하며, 이러한 목적만으로 사용해서는 안 된다.
(Antipyretic agents do not prevent febrile convulsions and should not be used specifically for this purpose.)

* Assessment and initial management of feverish illness in children younger than 5 years: summary of NICE guidance, BMJ, 2013;346:f2866

소아의 발열 그 자체가 질환을 악화시키거나, 장기적인 신경학적 결함을 야기한다는 확정적인 근거가 없으며, 오히려 발열을 막기 위해 무분별하게 해열제를 투여하는 것이야말로 문제가 될 수 있으므로 소아에게 해열제 사용을 신중할 필요가 있습니다.

영국은 2009년부터 6세 미만의 아동을 대상으로 어린이 감기약 복용을 제한하고 있습니다. 이웃 국가인 일본에서도 감기약 및 항생제 대신 쯔무라를 비롯한 여러 제약 회사에서 생산하는 소청룡탕, 소시호탕, 인삼패독산 등의 한방 과립제제를 처방하고 있습니다.

미국식품의약국(FDA)은 2008년부터 만 2세 미만 영유아들은 감기약을 복용하지 않도록 하게 하였고, 만 4세 미만의 아동 역시 가급적 감기약 복용을 자제할 것을 권고하고 있습니다. 실제로 미국에서는 1969년부터 2006년까지 감기약을 복용한 어린이 122명이 사망한 사례가 있고, 2004~2005년에 2세 미만 영유아 1500여명이 감기약을 복용한 뒤 경련·의식 저하 등 심각한 부작용을 겪었습니다. 이후 FDA는 만 2세 미만 영유아의 안전이 우려되는 28개 감기약 성분을 선정했는데, 대다수 감기약에는 이러한 성분이 들어 있습니다. (표1 참조)

표1

효능	성분명
비충혈제거제	염산에페드린, 디엘염산메칠에페드린, 염산슈도에페드린, 염산페닐에프린
진해거담제	구아야콜설폰산칼륨, 구아이페네신, 레토스테인, 소브레롤, 아세틸시스테인, 에스카르복시메칠시스테인, 엘카르보시스테인, 염산암브록솔, 염화암모늄
항히스타민제	말레인산엑스클로르페니라민, 말레인산클로르페니라민, 옥소메마진
기침억제제	구연산옥솔라민, 구연산카르베타펜탄, 구연산티페피딘, 노스카핀, 염산노스카핀, 디프로필린, 덱스트로메트로판, 염산클로페라스틴, 트리메토퀴놀염산염, 프로카테롤, 페드리레이트, 프레녹스디아진

과거의 우리 나라는 위생 환경 수준이 낮아서 세균성 감염으로 인한 감기(염증) 증상이 많았습니다. 하지만 오늘날 한국에서 발생하는 대다수의 어린이 감기(염증)는 세균성 감염은 드물고 대부분이 면역력 저하로 인한 결과입니다.

기침, 비염, 축농증, 중이염, 열감기, 모세기관지염 등의 일반적인 감기(염증) 증상이 나타났을 경우, 대증 요법으로 감기약 및 항생제를 복용하면 일시적인 증상 완화는 가능합니다. 하지만 장기간 자주 복용하게 되면 입 마름, 피로, 소화불량, 답답함, 혈색 악화, 면역력 저하 등의 부작용이 나타날 수 있으면서, '인체 면역력 저하'라는 근본 원인이 해결되지 않아 감기(염증) 증상이 반복될 수 있습니다.

성모아이한의원에서는 감기약, 항히스타민제, 항생제 등의 화학약품 없이 지난 25년 동안 생약제제(한약)를 통해 체질과 증상에 맞는 면역력 증강으로 감기(염증)를 치료했습니다. 특히 만 1세 미만 영아들도 복용할 수 있도록 개발한 증류한약은 감기약을 복용하지 못하는 만 24개월 이하 영유아 감기 치료에 유용합니다.

면역력 저하가 우선적으로 개선되어야 잦은 감기(염증)로부터 해방될 수 있습니다. 면역력이 증강되면, 비염, 축농증, 중이염, 모세기관지염, 기침 등의 염증 증상이 개선되면서 감기에 걸리지 않게 되거나 다음부터는 감기약 및 항생제 없이도 아이 스스로 감기(염증) 증상을 이겨 낼 수 있음을 수많은 임상경험으로 확인했습니다.

> **TIP** microbiota-gut-brain axis
> 뇌의 기능과 밀접한 관련이 있는 장내 미생물

장내 미생물은 소화 과정을 촉진하고 미생물이 지나치게 증식하거나 지나치게 없어지지 않도록 균형을 조절하는 중요한 역할을 담당합니다.

최근, 이미 흔히 알려져 있는 기능 외에 "gut-brain axis"라고 하여 장내 미생물과 뇌의 상관관계에 관한 연구 결과들이 속속히 발표되고 있습니다. 이와 관련해 외국에 등재된 논문 두 편을 소개하고자 합니다.

> "It has recently become evident that such microbiota, specifically within the gut, can greatly influence many physiological parameters, including cognitive functions, such as learning, memory and decision making processes.
>
> ···(중략)···
>
> It is now evident that the bidirectional signaling between the gastrointestinal tract and the brain, mainly through the vagus nerve, the so called "microbiota-gut-vagus-brain axis," is vital for maintaining homeostasis and it may be also involved in the etiology of several metabolic and mental dysfunctions/disorders."
>
> **The microbiota-gut-brain axis: neurobehavioral correlates, health and sociality**
> Augusto J. Montiel-Castro, Rina M. Gonzalez-Cervantes, Gabriela Bravo-Ruiseco and Gustavo Pacheco-Lopez
> Frontiers in integrative neuroscience, Oct 07, 2013

> "The gut-brain axis (GBA) consists of bidirectional communication between the central and the enteric nervous system, linking emotional and cognitive centers of the brain with peripheral intestinal functions.
>
> …(중략)…
>
> In clinical practice, evidence of microbiota- GBA interactions comes from the association of dysbiosis with central nervous disorders (i.e. autism, anxiety-depressive behaviors) and functional gastrointestinal disorders.
>
> **The gut-brain axis: interactions between enteric microbiota, central and enteric nervous systems**
> Marilia Carabotti, Annunziata Scirocco, Maria Antonietta Maselli, Carola Severi
> 『Annals of Gastroenterology, 2015』

현재 뇌와 소화기관을 연결하는 면역체계와 미주신경 둘 다 뇌와 관련된 역할을 한다고 추측되고 있습니다.
위의 논문들은 장내미생물(microbiota)이 인지기능(cognitive function), 학습능력(Learning& memory), 결정(decision making process) 등에 영향을 주고, 장과 뇌의 관련성이 정신장애의 원인과도 깊은 연관성이 있음을 알려 줍니다. 이는 건강뿐만 아니라 사회성의 관점에서 장내미생물과 위장 그리고 뇌의 상관관계가 얼마나 중요한지를 시사합니다.

2014년 한 해에 만 무려 1백만 달러 이상을 투자할 만큼, 작년 한 해 동안 미국 과학계에서는 장내 미생물이 뇌의 기능에 큰 영향을 미친다는 이론이 상당한 화제였습니다. 이와 관련하여 작년 12월에 열린 신경과학 컨퍼런스에서 장내 미생물과 뇌의 관련성에 대한 연구 결과가 발표되기도 했습니다.

물론 이전에도 장내 미생물과 건강의 상관관계를 분석한 다양한 연구들이 이루어지고 있었습니다.

이미 몸에 이로운 장내 세균 군집이 붕괴되고 해로운 장내 세균이 득세하면 암이나 당뇨, 비만이 발생할 수 있다는 증거와 특정 종류의 장내 세균 비율이 낮을 경우 자폐증과 유사한 증상을 나타낸다는 연구결과가 발표된 적 있습니다.

미국 애리조나 대학 바이오 디자인 연구소 환경생명공학센터의 강대욱 박사는 자폐아동의 경우, 장 박테리아의 종류가 보통 아이들에 비해 훨씬 적은데 특히 중요한 기능을 수행하는 3가지 장 박테리아인 프레보텔라(prevolttella), 코프로코쿠스(coprococcus), 베일로네라(veillonellaceae)가 크게 부족하다고 지적했습니다.

이와 관련하여 『인간은 왜 세균과 공존해야 하는가』의 저자 마틴 블레이저는 장내 미생물이 초기 뇌발달에 관여하므로 뇌 발달이 이루어지는 신생아나 유아기에 항생제를 먹게 되면 자폐증 발생 확률이 높아진다고 주장했습니다.

이 외에도 장내 세균이 식품 알레르기로부터 인체를 보호해 준다는 사실 또한 밝혀졌습니다. **보호 작용을 하는 장내 세균이 영유아 시기에 항생제를 사용할 경우 개체 수가 감소하는 세균 중 하나라는 점에서, 최근 식품 알레르기 환자가 급증하는 원인을 유추할 수 있습니다.**

아직 장내 미생물, 위장 그리고 뇌의 관계(microbiota-gut-brain axis)에 대한 모든 비밀이 밝혀지지 않았습니다. 하지만 이렇듯 장내 미생물이 뇌의 발달과 활동에 작용하고 여러 질환들과 연관이 있다면, 장내 미생물의 균형을 깨뜨릴 수 있는 항생제 사용은 더욱 신중해야 할 것입니다.

CHAPTER 09.
잦은 감기와 뇌

1) 잦은 감기(항생제 남용)와 틱 장애

1999년에 성모아이한의원을 처음 개원했을 때 본원은 국내에서 유일하게 틱 장애 치료를 표방하는 한의원으로서 전국 각지에서 수많은 틱 장애 환아들을 치료하게 되었습니다.

서양의학에서는 틱 장애의 원인을 '도파민'이라는 호르몬의 과잉 분비로 간주하여 도파민을 차단하는 향정신성 의약품(마약류)를 복용하도록 하게 합니다.

도파민 분비량이 줄어들면 틱 증상이 잠시 감소할 수 있지만, 장기간 복용시 무기력함, 기억력 장애, 지각 이상, 말더듬증 등의 부작용을 초래할 수 있습니다.

실제로 많은 아이들이 약을 복용하고도 별다른 차도가 없거나 부작용이 발생해서 본원을 내원했습니다.

그런데 틱 장애를 가진 아동들에게서 몇 가지 특징을 발견할 수 있었습니다.

1. 증상이 10세 전후에 다발
2. 3~8세 당시 잦은 감기를 앓음
3. 음성 틱의 경우, 대부분 비염·편도선염·모세기관지염 등의 병력을 가지고 있음

그래서 본원에서는 틱 장애를 뇌의 문제가 아닌 면역의 문제로 인식하게 되었고, 감기를 졸업할 수 있을 만큼의 면역력이 생겨야 틱 장애가 나을 수 있다고 판단하였습니다.

그 이후 수많은 틱 장애 아동들의 감기증상(비염, 축농증, 중이염, 열감기, 모세기관지염, 천식)을 해열제, 항생제 등의 화학약품을 대신하여 본원의 면역 증강 처방으로 치료하기 시작했고, 대부분의 아동들이 면역증강과 더불어 감기 졸업과 틱 장애 근본치료가 이루어졌습니다.

지난 25년간의 틱 장애 임상 경험에 비추어, 틱 장애는 뇌의 문제가 아니라 스트레스에 취약한 체질을 갖고 있는 아동이 면역이 저하되거나 크게 스트레스를 받을 때 발생할 수 있는 '기의 순환 장애'라고 결론을 내렸습니다.

피곤하면 염증(감기)이 생깁니다. 피로와 스트레스가 맞물리면 틱 증상이 나타날 수 있습니다.

즉, 틱 증상은 질병이 아니라 인체가 우리 몸에 보내는 과로에 대한 신호입니다. 감기와 틱 장애는 각각 이비인후과, 정신과 질환이 아니라 면역력이 저하되면 발생하는 질환으로 연결 고리가 있었습니다. 다만, 아이의 체질에 따라 구체적인 틱 장애 치료법은 다를 수 있습니다.

마르고 건조한 틱 장애 아동들은 보혈제를 처방하여 혈색을 개선시켜 주어야 하고, 뚱뚱한 아동들은 대개 체열이 높으므로 체열을 낮추고 혈액순환을 촉진시켜야 합니다.

이렇게 체질별로 다르게 치료하면 마르고 약했던 아이들은 몰라보게 혈색이 좋아지면서 틱 장애와 잦은 감기에서 벗어날 뿐만 아니라 성장과 발달 또한 촉진되었습니다. 뚱뚱하고 체열이 높은 아이들은 상체 부위의 살이 빠지면서 하체가 발달하고 물렁한 살이 단단해졌습니다.

마치 마르고 병약한 식물에 좋은 거름을 주면 윤기가 나듯이, 면역력이 저하되고 약한 아이에게 '한약'이라는 좋은 거름을 주면 아이가 건강하게 잘 성장할 수 있습니다.

3, 4세경에 항생제를 많이 복용했던 아동들에게서 틱 장애가 많이 발생하는 것은 결코 우연이 아닙니다.

틱 장애를 근본적으로 치료하기 위해서는 항생제 대신 면역 증강 처방을 통해서 감기 졸업이 선행되어야 한다고 다시 한번 강조하고 싶습니다.

틱, 비염 호전	이름	김재우		
	성별	男	나이	5세
	주소	경상북도 안동시		
	치료 기간	2011. 10. 1-2012. 3. 9		

틱 증상과 늘 달고 살던 비염이 사라졌어요

현병력 (증상)	**C/C. 틱, 잦은 감기** P/I. 1주일 전부터 눈 깜박임 증상이 나타남. 아침, 저녁으로 코막힘 증상이 조금 있음. 약간 비염 증상. ○ 동반증상 : 전신이 건조함. 알러지성 피부 예민하고 겁이 많음
치료내용	○ 아침 점심 : 호흡기 면역증강탕 ○ 저녁 : 심장안정 및 뇌 보혈제
치료경과	**2011.10.15** 아침에 자고 일어나면 좀 괜찮은데 밤에 눈 깜박임이 심함. 피곤하면 더 심해짐. 감기는 지금은 괜찮다고 하심. **2011.11.5** 감기는 괜찮음. 틱 안 한 지 2주 넘었다 하심. **2011.12.3** **감기 걸렸으나 신약 복용 없이 스스로 나음.** **2012.2.8** 감기 안 걸렸고, 틱도 계속 좋은 상태 유지 중. **2012.3.9** **틱은 내원 후 1주일 후 부터 좋아짐. 지금까지도 전혀 나타나지 않았음. 코막힘, 비염증상도 없음.** 감기도 걸리지 않았고 피부 건조한 것도 덜함. 예민하고 겁 많은 건 여전함. 먹는 건 여전히 잘 먹고 소화도 잘됨. 잠도 푹 잘 자고 몸부림도 전혀 없음. 체력은 원래 좋았지만 좀 올라갔고 피곤해하는 것도 덜 함. 잘 때 땀 흘림도 없음.

치료경과	○우는 전형적인 면역력 저하로 인한 잦은 감기 및 틱 증상이 나타나는 경우에 해당됩니다. 부모님께 잦은 감기, 비염, 틱의 원인이 다르지 않다는 것을 설명해 드리고 호흡기 면역 증강 처방으로 면역력을 높이고 보혈지제로 건조증을 완화했습니다. 약 복용 후 얼마 안 있어 효과가 나타나기 시작하면서 틱 완치와 감기 졸업을 확인했습니다. 2013년 8월 달에 ○우는 다시 내원했습니다. 예전에는 성격이 소심했는데 지금은 활발하고 적극적이라고 합니다. 본원에서 한약을 복용한 이후로 틱 증상 없이 잘 유지되고 있다고 합니다.
치료후기	우리 ○우는 친구들 보다 키도 크고 체격도 좋은 씩씩하고 잘생긴 남자 어린이입니다. 제가 육아에 관심이 많은 편이라서 아이를 평소에도 유심히 관찰합니다. 어느 날은 유심히 보니 눈을 깜빡깜빡하는 것을 발견하게 되었고, 이게 며칠 지나도 여전히 좋아지질 않았습니다. 그러다가 틱이라는 것을 알게 되었고, 소아신경정신과에 가면 도파민제라는 정신약을 3년씩 또 3년씩 단위로 먹이면서 심리치료를 같이 기약도 없이 한정도 없이 계속 하는 게 치료라는 정보를 알게 되었고, 또 이 도파민제의 부작용에 대해서도 폭풍 검색을 하게 되었습니다. 한번 쭉 읽어 보니... 끔찍한 약이더군요. 아... 이건 아니다 싶었고, 한방치료를 또 폭풍 검색하게 되었습니다. 저희 집이 경북 안동인데, 마침 가까운 대구의 성모아이한의원이 전국 최초로 틱을 전문치료 했다는 정보를 얻게 되었고 예약하고 방문하게 되었습니다. 감기도 자주 하는 편이고, 비염도 좀 있었는데... 비염 따로 감기 따로가 아니라 어차피 둘 다 면역질환이라고 하셨습니다. 모든 병은 병력이 짧을수록 치료도 빠르다 하셨는데. 진짜 빨랐습니다. 이렇게 빨리 좋아질 줄은 몰랐습니다. 원장님과 상담을 했고 아침, 점심약은 호흡기면역증강탕, 저녁약은 틱약을 처방 해 주셨고 열심히 먹였습니다. 한 번도 안 빠지고 하루 세 팩 꼬박꼬박 열심히 먹였습니다. 침은 일주일에 한 번밖에 시간이 안 나서 주 1회 정도 침 치료를 받으러 다녔습니다. 그래서 대략 4개월 정도를 치료받았습니다. 틱은 내원해서 약을 먹은 지 며칠 되지도 않고부터 틱 증상이 안 보이기 시작했고, 지금도 계속해서 틱 증상이 전혀 없는 상태를 잘 유지하고 있습니다. 늘 달고 살던 비염도 전혀 없이 코도 뻥 뚫려서 생활하고 있습니다. 피부도 원래 건조한 편이었는데 훨씬 덜 건조하고요. 한약을 먹고 부터는 감기도 전~혀 없이 잘 지내네요. 피곤해하는 것도 자주 있었는데 지금은 기운이 펄펄 나는지 피곤해하는 것도 전혀 없습니다. 아무튼 이렇게 좋아지는 것은 중요하지 않다 하셨고, 이 좋은 상태를 두 계절 정도 유지하는 것이 중요하다 하셨고, 이 두 계절 동안만 틱이 없이 지내면 완치된 거라고 하셨어요. 처음에는 속으로 의심도 많이 했지만, 지금은 신뢰가 갑니다. 틱 치료는 성모아이한의원을 추천하고 싶네요.

틱과 비염도 치료하고 언어치료실도 더 이상 안 다녀요

틱 완치 비염 호전 언어 발달 집중력 향상	이름	김지현		
	성별	男	나이	12세
	주소	대구 북구		
	치료 기간	2011. 11. 11-2015. 3. 28		

현병력 (증상)	**C/C. 틱 (눈, 코 찡긋함), 잦은 감기, 말 더듬증, 비염** P/I. 4년 전 처음으로 틱이 발병했고 신약 2년째 복용 중 늘어증으로 언어치료실 10개월째 다니는 중. ○ 동반증상 : 전신 건조, 소양감(등, 둔부 등) 　　　　　예민하고 겁이 많은 편.
치료내용	○ 아침 점심 : 호흡기 면역증강탕 ○ 저녁 : 소·장안정 및 뇌 보혈제
치료경과	**2011.11.23** 콧물 약간 있고, 기침 조금 함. 심하지는 않음 **2012.1.11** 틱 많이 좋아짐, 비염도 덜함. **2012.2.23** 틱 증상이 좋아진 게 한 달 반에서 2달 반 정도 잘 유지됨. 아주 가끔 하루에 1-2회 해도 눈에 띄게 하는 건 아니라고 하심. 내원 후 일주일 정도는 아침, 저녁으로 틱 신약 먹다가 그 후로 완전히 끊음. 더 심해지는 줄 알았는데 오히려 더 좋아졌고 잘 유지된다고 하심. 비염도 많이 좋아져서 코 막힘이나 콧물도 없음. 피부 건조한 것도 덜함. 가려운 증상이 없다 함. 언어도 많이 좋아짐. 말더듬 증상 없음. 집중력도 올라갔음. 예전에는 혼나면 예민하고 소심해서 잘 울고 했는데 지금은 혼나도 덤덤해하고 밝아지고 활발해짐. 혼나면 틱 증상이 심했는데 지금은 틱 증상도 없음. 비염 증상 없는 것은 2달 넘게 유지됨.

치료경과	**2012.3.27** **틱 증상은 요즘 전혀 없음.** 말더듬도 비슷하다 함. 심하지 않고 크게 눈에 띄는 것은 없음. 언어치료실은 1달째 안 다니고 있음. 먹는 건 여전히 잘 먹고 소화도 잘됨. 복통 없음. 잠도 푹 잘 잔다고 함. **예전에는 비염 증상이 있으면 틱 증상이 나타났는데 지금은 전혀 그렇지 않음.** 잘 유지되고 많이 건강해짐. **2012.6.5** 틱은 괜찮은 상태 잘 유지됨. 특별한 증상 없고 잘 지내고 있음. 콧물 조금 나기는 하는데 심하지는 않음. 잘 먹고 잘 잠. 소화도 잘됨.
진단 및 치료	첫 내원 당시 ○훈이는 감기와 비염을 달고 사는 아이였습니다. 증상이 있을 때마다 화학약품을 장기간 복용하여 몸이 허약해지고 건조증이 유발되어 틱 증상이 나타났습니다. 틱 치료 신약을 2년 동안 복용했지만 틱의 원인은 치료되지 않아서 증상이 지속되었습니다. 한의학에서 언어는 심장과 깊은 관련이 있습니다. 평소에 겁이 많고 예민한 ○훈이는 심장 기능이 약하고 면역력이 저하된 상태였습니다. 이에 아침·점심은 호흡기 면역증강탕으로 감기 졸업을, 저녁은 심장안정 및 뇌 보혈제로 뇌발달 및 언어발달을 촉진하고 심장 기능을 강화했습니다. 체질과 증상에 따른 한약을 꾸준히 복용한 ○훈이는 화학 약품 복용 없이 감기를 이겨 낼 체력이 생기면서 틱 증상이 사라졌고 언어 또한 많이 호전됐습니다.
치료후기	성모아이한의원에서 3개월째 치료 중인 ○훈이 엄마입니다. ○훈이의 틱은 4년 전부터 시작됐었는데 처음에는 틱인 줄 몰랐습니다. 나중에는 틱인 걸 알았고 유명 대학병원 소아신경정신과에서 약을 2년 정도 먹었습니다. 신약을 먹어도 큰 차도가 없고 점점 더 건강을 잃어 가는 느낌이 들 정도라서, 한방치료를 결심하게 되었고 우연히 인터넷에서 성모아이한의원을 알게 되었습니다. ○훈이의 틱 증상은 코와 눈을 심하게 찡긋거리는 틱이었습니다. 그리고 평소에 비염도 심하고 감기도 자주 했고 몸이 전반적으로 건조한 편이며 말더듬증도 좀 심해서 언어치료실을 1년 정도 다니고 있었습니다. 키는 또래 보다 아주 많이 큰 편이며, 예민하면서 겁이 많은 성격입니다. 그리고 다크서클도 늘 진하게 있습니다. 처음 내원했을 때 원장님께서 1년 정도는 치료해야 된다고 말씀하셨고, 국내에서 최초로 틱 치료를 했다는 점, 높은 치료율을 보인다는 점에서 믿음이 갔습니다. 그래서 원장님의 치료방침에 따르기로 했습니다. 첫 내원 후 신약(틱 장애 약. 소아신경정신과 처방)을 줄이기 시작했고, 1주일 되던 날부터 신약은 계속 안 먹고 있습니다. 지금 현재 3개월 정도 한약을 복용했고, 침은 일주일에 2~3회 정도 맞으러 가고 있습니다.

| 치료후기 | 현재 ○훈이의 상태가 궁금하실 겁니다. 우선 틱 부분은 상당히 많이 좋아졌습니다. 엄마인 저 말고는 모를 정도로 좋아졌으니까요. 기껏해야 하루에 1~2회 정도? 틱을 하는데 그것도 엄마인 저도 잘 모르게 말이지요. 예전엔 혼나고 나면 틱이 상당히 심하게 나타났는데, 지금은 혼나도 틱증상이 안 나타납니다.
말더듬증이 없어졌습니다. 완전히 없어졌습니다. 성격 완전 밝아졌습니다. 예전에는 혼나면 예민하고 소심해서 잘 울고 했었는데 지금은 혼나도 덤덤해하고 밝아졌고 활발해졌습니다. 전형적인 여느 남자 어린이처럼요. 집중력도 상당히 올라갔습니다. 심장안정 처방을 먹으면 틱은 물론이거니와 숙면이나 언어 구사, 집중력에 도움이 된다그 하셔서 설마 했는데 진짜인가 봅니다. 비염 증상도 없어진지 두 달이나 됩니다. 감기도 당연히 안 걸리고요. 그 독한 항생제를 몇 달이고 달아 먹여도 안 낫던, 그 비염이 말입니다.

현재 매우 좋아졌지만 틱이 없어졌다고 완전히 나은 게 아니라는 말씀 새겨듣고 있습니다. 이 상태를 반년 정도 유지를 시켜 줘야 완치로 볼 수 있다 하셨지요. 지긋지긋한 틱 장애 뿌리를 뽑기 위해 오늘도 약 먹이고, 침 맞히러 갑니다. 김성철 원장님 고맙습니다. |
|---|---|

틱, 천식 호전	이름	김유민		
	성별	男	나이	6세
	주소	대구 북구		
	치료 기간	2011. 11. 9 -2015. 3. 23		

현병력 (증상)	C/C. 틱 (눈 깜박임), 천식 P/I. 2년 전 틱 발병 (매우 간헐적이고 경미했음). 싱귤레어 4년째 복용 중. ○ 동반증상 : 잘 놀라고 겁이 많음. 　　　　　　기침, 가래, 콧물 나타남. 코딱지가 많음.
치료내용	○ 아침 점심 : 심장안정 및 뇌혈액 순환제 ○ 저녁 : 심장 및 뇌 보혈제
치료경과	2011.12.14 기침 나아짐. 가래소리 덜함. 2011.12.21 틱 전혀 없는 것 유지됨. 2012.3.27 기침은 지금은 거의 없음. 코 증상도 없음. 틱 증상도 없음. 먹는 것도 잘 먹고 소화도 잘되는 것 같다고 함. 복통 호소하지 않음. 잠은 잘 자는데 가끔 1번씩 깨기도 함. 특별한 증상 없이 잘 지내고 잘 유지됨. 2012.6.19 틱증상도 없고 유지 잘됨. 코 증상도 크게 없고 잘 먹고 잘 자고 소화, 변 상태 괜찮음.

진단 및 치료	○민이는 천식 증상으로 4년 동안 싱귤레어를 복용했습니다. 오랜 기간 화학 약품에 노출되어 면역력이 떨어지면서 틱이 나타났고 증상 호전과 악화를 거듭하는 상태였습니다. 첫 내원 당시 어머님께 지속되는 천식과 틱 증상의 원인에 대해 설명드리고 곧바로 면역 증강 치료를 시작했습니다. 다행히 ○민이는 호전 속도도 빠르고 치료 경과가 좋아서 단기간에 화학 약품 복용을 중단할 수 있었습니다. 계속되는 증상 재발을 방지하려면 증상 완화에 초점을 맞춘 대증치료가 아니라 원인을 해결해야 악순환의 고리에서 벗어날 수 있습니다. 특히 ○민이처럼 약한 새싹에게는 독한 화학 약품 대신 천연 약재 거름을 통해 면역력을 증강하고 기관지에 수분을 공급해야 근본 치료할 수 있음을 강조하고 싶습니다.
치료후기	○민이는 올해 7살 남자아이인데요. 형아가 틱이 있어서 틱에 대한 정보가 제법 있는 상태였는데 어느 날부터인가 눈을 깜빡깜빡하기 시작하더라고요. (처음에 아주 살짝씩 하기 시작한 건 대략 2년 정도 전부터였음.) 천식도 있어서 싱귤레어를 4년 동안 먹고 있고 감기는 늘상 달고 사는 약한 아이임) 그래서 바로 틱이라고 생각하고 성모아이한의원에서 치료를 시작했어요. 형아처럼 틱이 오래되고 심한 게 아니라 치료 속도가 너무 빨랐어요. 한 달도 채 되지 않아 틱증상이 전혀 없는 상태가 되었는데요. 처음에는 이제 다 나았구나 생각했었어요. 원장님께서는 틱 치료는 호전과 악화의 사이클을 반복한다 하셨는데. 역시나 다 나았다고 안심하는 순간 예전처럼은 아니지만 살짝씩 틱이 다시 나타났습니다. 다시 또 좋은 상태가 될 것이고 그러다가 좋은 상태가 6개월 정도 죽 유지되면 완치라고 하셨으니 기다리고 있습니다. 천식도 싱귤레어를 안 먹거도 기침을 하지 않는 상태가 잘 유지되고 있어요. 감기는 걸리더라도 성모아이한의원에서 주는 약을 먹고 잘 낫고 있습니다. 신약을 먹은 지가 언제인지 까마득합니다. 처음처럼 긴가민가 불안하지 않습니다. 이미 들어 알고 있던 상황이라서 당황되지 않더군요. 오늘도 형아랑 같이 두침치료 파동치료 받으러 갑니다. 늘 믿고 맡기고 있으니, 빨리 완치되도록 도와주세요.

2) 잦은 감기(항생제 남용)와 뇌전증 및 발달장애

소아 뇌전증 및 발달 장애를 겪는 아동들이 대부분 항경련제를 복용하면서 재활치료를 받고 감기에 걸리면 항생제를 복용합니다. 정말 안타까운 현실입니다. 그중에서도 항경련제와 항생제를 복용하면서 운동하러 다니는 발달장애 아동들이 가장 안타깝습니다.

감기(염증)는 인체가 피로하면 나타나는 현상입니다. 따라서 피곤할 때 운동을 하면 감기(염증)는 잘 낫지 않게 됩니다. 피로할 때 항생제를 복용하면 체력이 더 저하됨에도 불구하고, 항생제를 복용하면서 운동을 하는 모습을 보면 그저 안타까울 따름입니다.

감기를 1년 내내 달고 다닌다는 것은 체력(면역력)이 약하다는 것이고 체력이 약하면 발달은 당연히 지연됩니다. 이 아이들이 체력이 생겨서 감기를 졸업하지 못하면 발달이 촉진되는 것을 기대할 수 없습니다. 언어치료, 작업치료 등은 근본적으로 체력(기운)이 생겨나게 해 줄 수는 없습니다. 이 때문에 물리치료나 언어치료 등에는 한계가 있는 것입니다.

본원에서는 소아 뇌전증 및 발달 장애 아동을 치료할 때마다 감기를 근본적으로 치료해야만 발달 장애를 근본적으로 해결할 수 있다고 강조합니다.

1세 이하의 영아도 복용할 수 있는 증류 한약으로 면역을 증강시키면 열감기, 기침감기, 콧물감기, 중이염, 모세 기관지염 등 기타 제반 감기 증상은 치료할 수 있습니다. 실제로 면역 증강 치료를 받은 아동들의 약 90%가 항생제가 없어도 감기가 낫는 것을 관찰했습니다.

처음으로 항생제 없이 감기가 낫게 되면 부모님들은 앞으로도 우리 아이가 고열이 나도, 기침을 심하게 해도 화학 약품 없이 나을 수 있다는 자신감이 생깁니다. 이렇게 체력을 증강시켜 주는 천연 약재를 복용하면 감기에 걸리는 빈도는 점차 확연히 줄게 됩니다.

대부분의 발달장애 아동들은 치료받은 지 1년 차가 되면 감기 졸업 상태에 이릅니다. 스스로 감기를 이겨 낼 수 있는 만큼의 체력이 되면 몰라보게 에너지가 생기게 되면서 눈빛·표현력·근력이 호전되고 성장이 촉진됩니다.

추가적으로, 한약 복용과 보조적인 요법으로 두뇌 및 언어 발달에 효과적인 혈자리와 두침 위주르 침 치료를 꾸준히 병행한 아이들은 더욱 언어 및 보행 능력이 발달했습니다.

1999년부터 2000년대 중반까지만 해도 소아 뇌전증의 한방 치료는 생소했습니다. 그 당시 성모아이한의원은 거의 유일하게 한방으로 소아 뇌전증을 치료했습니다.

본원은 수천 명 이상의 생후 1세 이하 영유아들을 처방하고 완치한 경험이 있고, 지금 이 순간에도 전국 각지와 해외 12개국에서 소아 뇌전증 및 발달장애 치료를 위해 본원을 내원하고 있습니다.

영아연축을 진단 받고 항경련제를 복용했지만 경련 증상이 재발하고 발달

장애가 발생할 확률이 높았던 아이들이 본원의 치료를 받고 정상적으로 발달하고 경련이 완치된 사례가 매우 많습니다. 치료 후 부쩍 건강해지고 활기가 넘치는 아이들의 모습을 볼 때마다 느끼는 보람은 이루 말로 표현할 수 없습니다.

아이의 발달 치료를 위해 내원하는 부모님들께 항상 이렇게 말씀드립니다.

"어떠한 언어 치료, 재활 치료보다도 감기 졸업이 중요합니다. 그만큼 체력이 증강되어야 표현이 늘고 팔다리 힘이 생깁니다. 언어가 늦거나, 팔다리의 힘이 모자라는 아이들은 거의 대부분 면역력이 저하되어 있습니다. 이런 아이가 감기 증상이 있을 때마다 항생제만 복용한다면 재활치료가 무슨 소용이 있겠습니까? 앞으로는 항생제 대신 면역 증강 물질을 섭취해야 합니다. 감기를 졸업할 수 있는 체력이 생기면 언어·성장 발달은 당연히 좋아집니다."

뇌와 팔·다리는 몸의 일부입니다. 몸이 건강해야 뇌와 팔·다리 역시 건강해질 수 있습니다. 호흡기·소화기·심장 기능의 강화야말로 진정한 발달치료라고 할 수 있습니다.

| 열감기 졸업과 언어발달, 두 마리 토끼를 동시에!! |

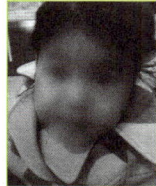

이름	이신영		
성별	女	나이	29개월
주소	경남 고성군		
초진 일자	2012.4.7-현재		
기타	한약을 복용하고 난 뒤 언어가 폭발적으로 늘었어요!		

현병력 (증상)	**주소증. 잦은 열감기** ○ 동반증상 : 발달지연(언어 10단어 내외) 　　　　　식욕부진(식사량 少) 　　　　　미열 지속, 코막힘 　　　　　눈 주위 알레르기 피부
치료내용	○ 아침 점심 위장독소제거 및 뇌혈액순환제 ○ 저녁 및 =l염 시 수시로 복용. 호흡기 및 소화기면역증강제
치료경과	**2012.7.4(약복용 3개월 후)** 열감기 잘 하지 않고 열이 나고 체열방(한방 소화제) 먹고 내림. 눈 주위 알레르기는 괜찮아진 지 오래됨. 말도 많이 따라 하려고 함. **2012.7.30** 모방언어도 하고 "언니", "안녕" 등 의미 있게 구사. **2012.8.8** 어린이집 선생님이 행동이 많이 빨라졌다고 함. 보행이나 뛰는 것도 어느 정도 안정적. 말은 옹알이식으로 많이 함. **2013.3.29** 콧물 지속되어 이비인후과 가니 중이염 있다고 함. 본원에서 중이염 한약 복용함. **2013.4.5** 중이염 이비인후과에 가서 확인하니 많이 나았다고 함. 신약은 안 먹고 본원의 중이염 처방만 복용함. **2013.4.11** 중이염, 콧물 증상 없음.

	2013.8.20
	최근까지 열이나 감기증상은 전혀 없음. 면역력이 생긴 것 같다. 먹는 것도 잘 먹고 변 상태도 좋음. 잠은 정말 잘 자고 눈 주위 알레르기 괜찮음.
	
	잦은 열감기 졸업 ☞ 1. 위장(소화) 기능 개선
	        2. 언어 발달
	        3. 성장 발달
	        4. 하체 발달
	
	신영이의 경우를 보면 열감기를 졸업하는 것이 얼마나 발달에 중요한지 알 수 있습니다. 면역력이 강하지 않은 아이는 당연히 발달도 촉진될 수 없습니다. 신영이에게는 발달을 도와주는 약물이 아니라 소화기 독소를 제거하여 열감기를 예방하고 면역력을 증가시키는 약물을 사용했는데도 감기 졸업은 물론 발달까지 촉진되었습니다. 이것이 바로 열감기 졸업이 중요한 이유입니다.
	
	우리 몸은 생존을 위해 가장 중요한 부분부터 에너지를 사용하게 됩니다. 따라서 체력과 면역력이 약한 아이는 발달이 늦어질 수밖에 없습니다.

치료경과	본원은 25년째 체력과 면역력 증강에 중점을 두고 발달 장애 아동들을 치료하고 있습니다. 양방의학에서는 잘 먹게 하고, 기운이 생기게 하는 약물이 없습니다. 체력을 보강해 주고 기운이 나게 해 주는 약재는 한의학만이 가지는 장점이며, 발달 치료에는 이렇게 보강해 주는 것이 매우 중요합니다. 원래 정상적인 아이들은 언어치료실을 다니지 않아도 성장하면서 언어가 발달됩니다. 또한 언어 발달이 느린 아이들에게 천연약재를 통해 기운을 보강해 준다면 굳이 언어 치료실을 다니지 않아도 언어는 늘 수 있습니다. 그동안 수많은 아이들이 발달되는 모습을 지켜보면서 이러한 치료야말로 진정으로 건강한 발달치료라는 확신을 가지게 되었습니다.

치료후기

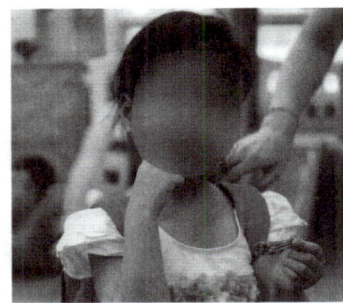

대구에 사는 선영이 엄마입니다. 선영이는 18개월에 보행을 시작했는데 29개월까지 정상적인 단어 구사를 못하더라구요. 인지를 하는 엄마, 아빠, 우와~ 등 단어 구사밖에 못했어요. 처음 성모아이한의원을 내원할 때만 해도 코막힘으로 신약도 복용하는 중이었고, 눈 주위 알레르기 피부가 조금 있는 편이었어요. 먹는 것도 잘 체하고 편식이 많이 심했는데 치료를 하면서 3개월쯤인가 먹는 것도 잘 먹고 소화도 잘되는 것을 느꼈어요.
원장님 말씀이 먹고 잠자는 게 잘되어야 한다고 했었는데 치료를 시작하면서 옹알이식으로 말을 많이 하고 조금씩 발달이 되어 가기 시작하는 듯했습니다. 어린이집 선생님이 행동이 많이 빨라졌다고 얘기도 많이 하시고 걷는 거나 뛰는 것도 안정적이어지고 스스로 말을 하려고 하고 표현도 조금씩 늘기 시작하면서 용기를 얻게 되었습니다. 아주 또래에 비해 차이가 있어 치료를 하고 있지만 이렇게 제 글로 인해 많은 분들께 용기를 드리고 싶어서 글을 쓰게 되었습니다. 요즘에는 말도 부쩍 더 많이 하려고 하고 소통이 되는지 말귀도 다 알아듣고 질문도 많이 하고 발달이 되어 가고 있습니다. 벌써 성모아이한의원에서 치료받은 지 1년이 훨씬 넘었는데 이렇게 발달이 되어 가는 선영이를 보니 처음 시작하시는 분들에게 용기를 주고 싶습니다. 성모아이한의원 원장님께 감사하다는 말을 드리고 싶습니다.

> 경기 안 하고, 잘 자고 먹고, 상호작용도 보이고.
> 해성이는 조금씩 호전되고 있어요

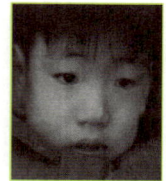

이름	이해성		
성별	男	나이	9세
주소	경남 고성군		
치료기간	2014.2-현재		

현병력 (증상)	**C/C. 경련, 자폐, 잦은 감기** P/I. 임신중독증으로 38주에 제왕절개로 태어남(2.95kg). 2013년 12월에 경련 시작하여 현재까지 8회 발생. 뇌파 검사 상 간질파가 낮게 측정됨. 좌뇌 측두엽 발달지연. 2013년 가톨릭대병원에서 자폐 진단받음. 언어 안 됨(엄마, 아빠 단어 못 함). 감기 자주 이환(축농증, 인후통, 가래, 기침). ○ 동반증상 : 변비, 복통, 구토. 관장시행 　　　　　　야뇨증(기저귀 착용중) 　　　　　　피부 건조(아토피, 알레르기 약 잠시 복용함)
치료내용	○ 아침 점심 : 호흡기면역증강탕 ○ 저녁 : 심장 및 뇌혈액순환제
치료경과	2014.3.15 악몽 1회 후, 자락하고 포룡환 복용 후 잘 잠. 2014.7.26 재채기, 콧물 조금 있음. 경련 지속 시간이 30초 이내로 줄어듦. 2014.9.19 예전에는 대변 보고 난 후 인식이 없어서 만지고 했는데, 오늘 아침에는 변 보고 난 후 기저귀를 벗어 놓고 있었음. 2015.5.23 인지가 많이 좋아졌음. 소변 못 가렸는데 이제는 어느 정도 표현 가능. 숟가락으로 밥도 떠먹는다 함. 2015.6.18 일단 한약 먹고 경련을 안 함. 포룡환을 안 먹으니까 침을 많이 흘리는 것 같다고 함. 그 외에는 특별한 증상 없이 잘 먹고 잘 지냄.

진단 및 치료	해성이는 심장 안정, 소화기능 증진, 호흡기 면역력 증강 치료가 필요했습니다. 특히 경련과 발달(자폐)을 중점적으로 해결하기 위해 오전에는 호흡기면역증강탕으로 체질을 개선하여 감기 졸업을 유도하고, 저녁에는 심장 및 뇌 혈액순환제를 복용하여 뇌발달을 촉진했습니다. 그리고 소화불량으로 경련이 유발될 수 있음을 충분히 인지하신 어머님께서 체기가 있을 때마다 손발을 따 주셨습니다. 몇 개월간 한약 복용 후 면역력이 생기기 시작한 해성이는 감기를 덜하게 되었고 체력도 올라가게 되어 인지가 좋아졌고 경기 증상 또한 호전되었습니다. 이렇게 해성이처럼 몸이 허약하여 자주 감기에 걸리고 그때마다 화학약품을 장기간 복용하여 체력이 더욱 약해지고, 또 약해진 면역 때문에 감기를 달고 다니게 되는 아이들이 무척 많습니다. 체질에 맞춘 면역증강 한약 복용을 통해서 몸 상태를 개선하고 체력을 길러 주면 해성이가 그러했듯이 감기 졸업과 동시에 발달할 수 있습니다.
치료후기	이해성 어린이는 2013년 12월 24일부터 경기를 해서 엄마인 저로서는 깜짝 놀라서 밤낮으로 잠을 못 이루었답니다. 2014년 1월달 접어들어서 부쩍 경기가 심해졌고 하루에 3-4번 넘어갔답니다. 우선 급한 대로 손, 발 10손가락 따 주고 혈을 내고 온몸을 주물렀답니다. 경기는 1분 30초를 했고 손, 발을 따 주니까 빨리 정신이 돌아오더군요. 우리 해성이는 자다가 경기를 합니다. 밤이 되면, 엄마인 저는 보초를 섭니다. 또 넘어갈까 걱정이 돼서. 무사히 잘 자면 옆에서 새우잠을 자곤 했답니다. 해성이 손, 발을 다 따 주고... 홈페이지를 찾던 중, 대구 성모아이한의원이 저에게 희망의 불빛이었습니다. 그래서 해성이를 데리고 한의원에서 진료를 받아 보자 결심을 했습니다. 현재, 경기 시간도 짧아졌고 감기, 소화불량도 좋아졌지만 많이 피르하면 치료 중 경기는 할 수 있습니다. 중간에 치료 중 주기적으로 경기를 해서 포통환으로 바꿔서 복용 중이구요. 경기는 현재 안 하고. 잘 자고, 잘 먹고, 잘 놀고. 요즘 상호작용도 보이네요. 아무 영문도 모르는 이 아이를 데리고 병원이란 병원에는 살다시피 했답니다. 제가 가슴을 치는 이유는 진작 한의원에 왔으면 많이 좋아졌을 것을... 여태껏 헛고생했다는 생각이 들더군요. 항경련제는 부작용이 있다는 이야기가 있어서 저는 애초에 복용을 하지 않고 바로 한의원으로 진료를 받았습니다. 해성이는 조금 조금씩 호전되고 있습니다.

치료후기

since1999
성모아이한의원

본 치료후기는 아래 아동의 보호자인 본인이 직접 작성 한 글이며, 아래 아동의 사진과 치료후기는 성모아이한의원 관련 손, 오프라인에서 사용되어짐에 동의합니다. (인쇄물·출판, 블로그, 홈페이지 등에 사용됨)

자녀 성명: 이 해성
보호자 성명: 이 성희
작성일: 2014년 8월 27일

이 해성 어린이는, 2013년 12월 29일부터 경기를 해서~ 엄마인, 저로선 깜짝 놀래서~ 밤, 낮으로, 잠을 못이루 었답니다. 2014년 1월달 장이틀에서, 우쩨 경기가 오래졌는 하루에 3번~4번 넘어 갓답니다. 우선 순간데로, 손, 발, 10 손가락 따주고, 컴은 내주선, 온몸은 주물렀답니다.

경기는 1분 30초을 했고, 손, 발은 따쥬 나간, 빨리 정신이 돌아오더라구요. 우리 해성이는, 자다가 경기를 합니다. 밤이되면, 엄마인 저는, 밤을 섭니다. 또, 넘어갈까~ 걱정이 돼서~ 후사히 잔자면, 옆에서 새우잠은 자로 했답니다. 해성이를 손발을 다 따쥬고, 흔데이지호 찾던중, 대구 성모아이한의원이 저에게 희망의 끈길이 였습니다. 그래~ 해성이 데리고 ~ 한의원의 진료를 받아보자 결선을 했습니다. 현재, 경기 시간도 짧아졌고, 감기, 소화력도 많이따르하면, 치료중, 경기도 할수있습니다.

꾸준히 치료중, 주기적으로 경기를 해서 포도환으로 먹여서 복용중이며~ 경기도 현재 안하구, 건강도 조절이 잘되구, 잘먹고, 잘놀구, 요즘 상호작용도 잘되 어머 영문도 모르는 이 아이를 데리고 병원이란 병원은, 산다시피 했답니다. 제가 가슴을 치는 이유는 왜 진작 한의원의 었으면, 맘이 좋아 졌을 것을, 여겨것, 고생 했다는 생각이 들더라구요. 한의선택은 훌륭한 나작시의 준현느 갈다. 항경련제는 부작용 있다는 얘기가 있어선, 자는 복용은 애촘에 복용 하지 않구 바로 한의원으로 진료를 받았습니다.

해성이는, 점점 조호씩, 호전되고 있습니다.

> 성모아이한의원을 몰랐다면
> 지금도 열감기를 달고 살고 화학약품을 먹고 있겠죠

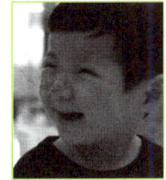

이름	박정재		
성별	男	나이	16개월
주소	대전 대덕구		
치료기간	2014.8.13-현재		

현병력 (증상)	**C/C. 발달지연, 잦은 감기** P/I. 생후 13개월 검사 당시 9개월의 발달 수준. MRI 소견 정상. 재활치료 (작업치료, 물리치료) 한 달 반 정도 받음. 잡고 일어서기는 가능하나 혼자 서는 것은 불가능함. 눈빛이 약하고 사시 경향이 있음. 지난 주에 고열로 입원함. ○ 동반증상 : 깜짝깜짝 잘 놀람. 수면상태는 괜찮음. 열감기가 잦고 항생제, 해열제를 많이 복용함. 식사량이 적음.
치료내용	○ 아침 점심 : 열감기 예방 및 소화기 혈액순환제 ○ 저녁 : 면역증강 및 뇌혈액순환제
치료경과	**2014.9.3** 최근 열감기는 없었는데 미열은 지속. **2014.11.12** 열도 안 나고 감기증상도 없었음. 설사한 적 있는데 상비약 먹고 괜찮음 **2015.3.25** 낯가림 심해짐. 놀라는 건 예전보다 덜함 **2015.4.22** 특별한 사항은 없었음. 혼자 걸음. **2015.6.26** 감기 증상 없었음. 낮잠은 안자서 밤에는 잘 잠. 최근 더울 때 입맛이 없어서 그런지 먹는 양이 줄었음. 컨디션은 양호 **2015.9.23** 자다가 중간에 계속 깬다고 함. 낮잠은 자지 않지만 울지는 않음. 잘 먹고 잘 논다고 하심

진단 및 치료	정재는 내원하기 전 잦은 열감기로 수차례 입원한 적이 있고, 항생제 및 해열진통제를 자주 복용하여 이미 면역력이 상당히 저하되어 있는 상태였습니다. 치료를 시작하기 전 약한 새싹(정재)에게는 독한 화학 약품 대신 꾸준히 천연 약재 거름을 주어야 잔병치레 없이 튼튼하게 자랄 수 있다고 어머니께 말씀드렸습니다. 보다 빠른 호전을 위해 어머니께서는 정재를 데리고 타 지역에서 매주 침 치료를 받기 위해 내원하셨습니다. 감기를 졸업해야 영양분이 성장의 밑거름으로 사용됩니다. 즉, 잔병치레가 없어야만 음식물과 숙면을 통해서 생성된 에너지가 성장발달로 원활하게 작용됩니다. 따라서 정재의 성장을 위해 오전에는 열감기 졸업을 위해 열감기 예방 및 소화기 혈액순환제를, 저녁에는 면역증강 및 뇌혈액 순환제를 처방했습니다. 꾸준한 치료를 통해 이제 정재는 열감기를 졸업했고, 요즘 들어 부쩍 성장한 모습을 보여 주고 있습니다. 정재가 혼자서도 씩씩하게 잘 걸어 다니는 모습을 볼 때마다, 본원의 의료진들 모두 뿌듯한 보람을 느낍니다.
치료후기	정재는 태어난 지 일주일 만에 조리원에서 토사물이 기도로 넘어가는 바람에 청색증이 왔어요. 저산소증으로 뇌손상이 의심됐지만 당시 대학병원에 20일 가까이 입원하면서 여러 검사를 한 결과 별다른 이상이 없었는데 너무 못 먹고 열감기를 달고 살았어요. 당연히 못 크고 발달도 늦더라구요. 생후 6개월부터 16개월까지 입원만 여섯 번…(폐렴, 요로감염, 바이러스성 고열 등등) 너무 힘들어서 도망치고 싶을 때 친정 엄마의 권유로 성모아이한의원을 오게 되었지요. 그때가 정재가 18개월 때고 지금은 30개월이 됐네요. (한약을 먹은 지 11개월째) 한약을 3개월 정도 먹었을 때 느껴졌던 변화는 - 활발해짐, 얼굴에 생기가 생기고 먹는 게 좋아짐 - 눈빛이 또렷해지고 눈 마주침이 좋아짐 6개월 정도 지나니 - 그렇게 안 늘던 몸무게가 4kg 가까이 늘고 (18개월 때 9.2kg) - 열이 나는 빈도가 확 줄어듦. - 사물에 대한 관심이 많아지고 두 돌 가까이 됐을 때 걷기 시작함 10개월 넘어가는 요즘은 - 옹알이가 다양해지고 목소리가 엄청 커짐. - 올해는 항생제, 해열제 안 먹고 상비약으로 감기, 소화불량 치료함 - 몸이 단단해지고 체력이 많이 좋아짐. 인지가 많이 향상됨 발달지연으로 아직 언어도 안 되고 소근육 발달도 많이 늦지만 그래도 1년 전과 비교해 보면 엄청 좋아짐을 느낍니다. 성모아이한의원을 몰랐다면 아마 지금도 열감기를 달고 살고 항생제, 해열제를 먹고 있겠죠. 생각만으로 너무 끔찍. 또래 아이들과 비슷해질 때까지 열심히 다녀 볼게요. 고맙습니다!!

치료후기

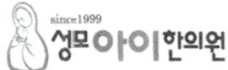

본 치료후기는 아래 아동의 보호자인 본인이 직접 작성 한 글이며, 아래 아동의 사진과 치료후기는 성모아이한의원 관련 혼.오프라인에서 사용되어짐에 동의합니다.

자녀 성명: 박정재

보호자 성명: 김자영

작성일: 2015년 10월 11일

정재는 태어난지 일주일 만에 조리원에서 호흡이 잠들어 가는 바람에 응급실 에 실려 갔었어요.

저산소증으로 뇌손상이 의심 됐었지만 당시 대학병원에 20일 가까이 입원하면서 여러 검사를 한 결과 별다른 이상이 없었는데 너무 웃었어 명령가도 닿고 싶었어요. 당연히 못 크고 발음도 늦어졌구요.

생후 6개월 부터 16개월 까지 입원만 여섯번.. (폐렴, 요로감염, 바이러스 오열 등등) 너무 힘들어서 모양쌤 만났던 친정 엄마의 권유로 성모아이 한의원을 찾게 되었지요.

그때가 정재 생계됐을때고 지금은 30개월이 되었어요.

한약을 먹을때 께..

한약을 3개월 정도 먹였을 때 느껴졌던 변화는
한 달 해결. 열오래 생기가 생기고 없는게 좋고 방향
눈빛이 또렷해지고 눈맞춤이 좋아짐

6개월 정도 지나서 - 그렇게 안 늘던 몸무게가 4kg 가까이 늘고 (내개월때 9.2kg)
열이 나도 빈도가 혹 줄어듦. 사소히 대한 관심이 많아지고
두돌 가까이 됐을때 걷기 시작함.

10개월 넘어가는 또래만큼 용알이가 다양해지고 목소리가 엄청 커짐.
올해는 항생제. 해열제 안 먹고 상비약으로 감기, 초화불량 치료 중.
몸이 탄탄해지고 체격이 엄이 좋아져 안가서 얼마 안됐음.

발달 지연으로 아직 앉지도 못되고 소리를 발음도 없이 울지만
그래도 1년전과 비교 해 보면 엄청 쑥쑥크는 느낍니다.
성모아이 한의원을 몰랐다면 아마 지금도 영경기를 닿고 살고. 항생제. 해열제는
엄고 있겠죠. 정말였으로도 너무 좋아요.
또래 아이들과 비슷히 걸어갈 때 까지 열심히 다녀볼께요.
고맙습니다!!

경련과 열감기, 두 마리 토끼를 동시에 잡았어요

**경련 완화
열감기 졸업**

이름	김도훈		
성별	男	나이	7세
주소	경남 창원시		
치료기간	2014.8.6-현재		

현병력 (증상)	**C/C. 경련, 열감기** P/I. 2011년 가을 경련 첫 발생. 소발작 형태. EEG, MRI 소견 정상 항경련제 3년 복용. 항경련제 변경 이후 경련 빈도 잦아짐. 열감기 자주 걸림 (가장 최근에는 2주 전에 발생) ○ 동반증상 : 수면 불량. 　　　　　　밤에 잘 때 땀을 많이 흘림. 　　　　　　예민하고 겁이 많은 편.
치료내용	○ 아침 점심 : 열감기 예방 및 소화기 혈액 순환제 ○ 저녁 : 심장안정 및 뇌발달 보혈제
치료경과	**2014.8.16** 경련 횟수 잦아짐 (매일 1~2회) 강도는 감소함. 수면상태 개선됨. 트리렙탈 복용 중. **2014.9.13** 콧물, 마른 기침, 미열, '킁킁' 가래 소리 있다고 함. 이틀 전부터 경련 횟수 줄어듦. **2014.12.6** 가래 조금 있음. 열 없었음. 10월 이후 경련은 없었음. 3~4주 전부터 항경련제 복용량 줄임. 컨디션 호전됨. **2015.5.22** 항경련제 끊은 지 7개월 정도 됨. 경련 없었음. 컨디션 좋음. **2015.10.4** 경련 증상 없이 잘 지내고 있다고 함.

진단 및 치료	아동들은 소화불량으로 순환장애가 발생하여 고열이 나는 경우가 종종 있습니다. ○경이 역시 마찬가지로 소화기 허약증으로 열감기어 잘 걸리는 아이였습니다. 그래서 오전에는 열감기 예방 및 소화기 혈액 순환제를 통해 소화기능을 증강하여 잦은 열감기를 졸업하도록 했고, 저녁에는 심장안정 및 뇌발달 보혈제를 사용하여 숙면을 취할 수 있도록 도와주었습니다. 이렇게 몇 개월 동안 꾸준히 치료를 받은 ○경이는 면역이 증강되어 예전에 비해 열감기에 걸리는 빈도가 확연히 줄어들었고 체력도 좋아져서 경기 증상 또한 눈에 띄게 호전되었습니다. 심장 기능이 약하게 타고난 아이들 (겁이 많고 잘 놀라고 불안해하며 예민한 아이들)은 호흡기 질환, 소화불량, 스트레스, 극심한 피로 등의 유발인자로 순환장애가 발생하여 경련 증상이 발생할 수 있습니다. 심장을 안정시키고 소화기를 강화하여 면역력을 증가시키는 치료를 통해 ○경이는 항경련제 복용 없이도 잘 지내고 있습니다.

CHAPTER 10.
이렇게 나왔어요

감기 졸업, 중이염, 천식

항생제를 물 먹듯 먹어도 낫지 않던 감기, 중이염, 폐렴 치료됐어요!

안은희
감기가 깨끗하게 낫질 않았고 항생제를 물 먹듯이 먹었어요. 신약은 지겹도록 많이 먹었어요. 약병만 보면 애가 경기하듯 넘어갈 정도로요. 온갖 영양제, 황성○ 생식까지 안 먹여 본 게 없었죠. 한약은 백일 때부터 ○○한방병원, ○○소아한의원 등 잘한다는 한의원 또한 다섯 군데도 더 다녔지만 나아지는 것은 없고 속만 탔어요. 우연히 여기 성모아이한의원을 알게 되어 약도 먹고 침도 맞고 치료한 기간이 한 달이 채 되지 않았는데 95% 정도 호전이 되었습니다.

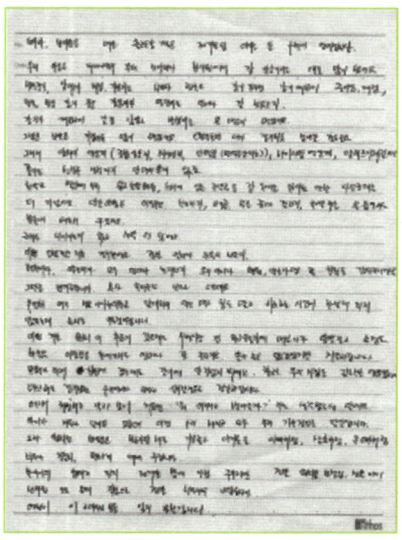

안녕하십니까. 저는 무수히 많은 소아과, 한의원에 매일 출근도장을 찍은 30개월 된 아이를 둔 수혁이 엄마입니다. 우리 아들은 태어나면서부터 소아과나 한의원에서 잘 안 클 거라는 얘길 많이 했어요.

뱃속 경기, 알레르기 체질, 기관지도 나쁘다 했구요. 감기 걸리면 감기 때문에 중이염, 폐렴, 천식, 항상 감기 끝은 장염에, 엉덩이는 얼마나 잘 헐었는지... 감기가 깨끗하게 낫질 않았고 항생제를 물 먹듯이 먹었어요. 그만큼 신약은 지겹도록 많이 먹었어요. 약병만 보면 애가 경기하듯 넘어갈 정도로요.

그래서 암웨이 영양제(종합영양제, 비타민제, 단백질(면역증강되는)), 하이리빙 영양제, 알레르기체질에 좋다는 황성주 생식까지 안 먹여 본 게 없었죠. 한약은 백일 때부터 ○○한방병원, ○소아한의원 등 잘한다는 한의원 또한 다섯 군데도 더 다녔어요. 민간요법은 또 어땠구요. 산도라지, 배즙, 무를 꿀에 절인 거, 한약제를 분유에 타서 주었어요. 근데도 나아지는 게 없고 속만 더 탔어요. 이번 연말정산 서류 정리할 때는 정말 얼마나 눈물이 나던지 병원마다, 약국마다 모두 얼마나 놀래던지, 우리 아이가 병원, 약국 가면 꼭 친척들 같더라니까요. 그만큼 반겨 준답니다. 부모 속 타는 건 모르고 말예요.

우연히 여기 성모아이한의원을 알게 되어 약도 먹고 침도 맞고 치료한 기간이 한 달이 채 되지 않았는데 효과는 95% 정도 호전이 되었습니다. 이번 겨울 유난히 더 추운 것 같은데도 수혁이랑 전 학교운동장에 매일 나가 맘껏 놀고 쇼핑도 하구요. 이번 설은 시골에 가서도 얼마나 잘 놀던지요. 볼과 손은 얼음 같았지만 거뜬하답니다. 보일러가 터져 찬방에 잤는데도 감기에 안 걸렸지 뭐예요. 참고로 우리 시댁은 깊은 산골 영양입니다. 마스크를 해도 감기에 걸리던 우리 아이가 너무나 신기할 정도로 건강하답니다.

여기서 처방해 준 약과 침이 처음에는 "뭐 여기라도 별 다를까?"라는 생각했는데 말예요. 아이가 너무나 달라진 모습에 이젠 우리 세 식구 모두 우리 가족 건강을 맡긴답니다. 성모아이한의원 원장님을 뵙기만 해도 기분이 좋고 아이들을 아빠처럼, 삼촌처럼, 큰오빠, 언니, 누나처럼 너무나도 친절히, 편하게 대해 주십니다. 한 아이의 엄마가 된 지 30개월밖에 안 된 주부지만 정말 성모아이한의원 원장님을 비롯한 모든 직원 분들께 진심으로 정말 너무너무 고맙습니다. 영원히 이 고마우신 분들 잊지 못할 겁니다.

Review by 성모아이

안녕하세요, 수혁이 어머님. 성모아이한의원입니다.
많은 분들이 아이의 건강을 위해 첫 번째로 찾는 것이 소아 전문 한의원이 아닌 것이 안타깝습니다. 건강 기능식품은 약이 아니라 식품일 뿐입니다. 의사가 처방해 주는 것이 아니라 판매원이 판매하는 것입니다. 즉, 큰 효과를 기대할 수는 없는 기능식품입니다. 하지만 화려한 광고로 인하여 부작용이 없는 만병통치약처럼 인식되어 있습니다.

이때문에 아픈 아이의 부모님들께서는 답답한 마음에 무분별하게 많은 영양제와 약초들을 먹이고 있어 안타까울 때가 많습니다.

수혁이도 처음에는 각종 도라지, 배즙, 종합영양제 등을 복용한 상태로 왔습니다. 항생제를 너무 많이 복용하여 아이 얼굴에는 혈색도 없었고, 감기를 달고 사는 상태였습니다. 하지만 수혁이 부모님과 본원의 노력으로 치료 후 이 모든 건강기능식품을 끊고, 기침이나 중이염이 심하게 와도 화학약품 없이 이겨 내는 과정을 거쳤습니다. 이러한 과정들을 이겨 내고 나면 수혁이에게는 그 어떤 건강기능식품보다, 수천만 원짜리 산삼보다 좋은 '면역력'이라는 영양제가 자연스럽게 생기게 됩니다.

다시 한번 각종 영양제, 홍삼부터 시작해서 성분을 알 수 없는 건강식품들, 근거 없는 민간요법들에 의지하지 마시고 아이에게 맞는 맞춤형 천연약재 처방을 복용하시길 바랍니다.

감기 졸업, 중이염, 식욕부진

> 고통스럽던 식사 시간은 이제 끝!

김석진, 김희연 엄마

치료 후 석진이는 요즘 에너지가 넘친다고 표현한다. 그만큼 체력도 좋아지고 밥도 많이 먹고 많이 뛰어도 옛날처럼 땀이 많이 나지 않으며 "엄마 나 땀 많이 안 나" 하며 너무 좋아한다.
희연이는 활동량이 너무 많아지고 밖으로 자꾸 나가려고 한다.
너무 행복한 말을 희연이가 하고 있다. "엄마 배고파 밥 주세요."라고 말이다.

제일 즐거워야 하는 식사시간이 우리 가족에게는 고통의 시간이었던 것 같다. 잘 먹지 않으려는 아이와 어떻게든 먹이려는 엄마와의 줄다리기가 계속 이어지자 아빠는 "처음부터 식사예절 잘못 가르쳐서 그렇다"고 말하였고, 엄마 아빠 아이 모두 감정지수가 최고로 올라갔다. 밥을 먹는 건지 아님 가족 간에 싸우는 건지 너무 말라서 땀만 줄줄 흘리고, 체격도 작고, 키도 작고, 그렇게 안 먹으면서 손가락만 계속 빨고 있는 작은 모습의 우리 아이들이었다.

TV홈쇼핑에서 파는 영양제도 먹여 보고 할머니께서 지어 주시던 약도 매년 먹였는데 먹을 때는 밥 먹고 좀 괜찮은 것 같은데 좀 지나면 예전의 모습이 반복되어지고 해서 답답한 마음에 큰애 석진이가 7살, 희연이가 4살일 때 두 아이 손잡고 소아과에 가서 빈혈 검사하니 빈혈약 먹을 정도는 아니라는 판단을 받았다.

통통한 아이나 밥 잘 먹는 아이를 보면 왜 그렇게 부러운지 요즘은 잘 먹어 키도 크고 체격도 크다던데 하며 고민하다 우연히 인터넷을 보다가 소아한 방에서 전문적으로 아이의 체질에 따라 우리 아이에게 맞는 맞춤치료를 한다기에 믿음이 많이 갔다.

그때 성모아이한의원에 작은아이 손을 잡고 갔다. 희연이는 위기능이 좋지 않고 소화기능이 약해 음식이 위장에 오래 머물러 있다고 했다. 밥도 먹지 않고 간식도 먹지 못했다. 요구르트도 한 개도 다 못 먹었으니까… 그러니 체중과 키 모두 또래보다 작았다. 얼굴의 혈색이 없고 하얀 혈색이고 피부도 매우 거칠고 땀을 무척 많이 흘려서 여름이면 몸과 특히 이마에 땀띠가 없어지질 않았다. 희연이 진료 후 석진이도 진료를 받았다. 석진이는 잘 안 먹고 비위장이 약해 땀도 유난히 많이 흘리고 허약체질이라 했다. 유아기 때 약한 장기를 한약으로 다스리면 좋아질 수 있다는 선생님의 말에 약을 지어 먹였다.

손바닥에 맞는 침이 성장침. 위 기능을 좋게 하는 것도 있지만 3개월 정도 맞으면 성장에 많은 도움이 된다고 했다. 레이저침은 위장에 직접 자극하는 방법으로 위의 혈액순환 연동운동을 강화하여 아프지 않은 침이다. 파동치료는 위장연동운동을 돕고 우리 몸에 축적된 항생제를 분해해서 몸 밖으로 배출하는 기능을 한다고 했다.

약을 먹으며 3가지 모두 병행했다. 처음에 얼마 동안 두 아이 모두 다리가 많이 아프다고 했다. 선생님께서는 치료과정에서 나타는 것이고 이것이 성장통은 아니라 했다. 석진이는 조금 더 시간이 흐르니 코피가 나고 머리가 어지럽다고 했다. 몸의 열이 위로 올라왔다고 했다. 이때 엄마는 갈등했다. 안 나던 코피가 주 4-5회 정도 나고 집에서 유치원에서도 흘리고 계속 머리가 흔들리고 어지럽다 하니 어떻게 해야 하나 엄마로서 무지 겁이 났다. 혹시 부작용이 아닐까 선생님께 상담하니 대개 엄마들이 여기에서 그만두어서 실패한다고 했다.

약간의 특이 증상이 나타나더라도 끝까지 절대 포기하지 말라고 하셨다. 그동안 한의원 다니면서 선생님을 신뢰할 수 있어서 끝까지 믿어 보기로 했다. 조금 지나니 증상이 나타나지 않았다.

약 먹는 과정에 석진이가 중이염이 와서 이비인후과에 가서 일주일 정도 항생제와 약을 먹고 한의원에 가니 왜 항생제를 먹였냐고 하시며 선생님이 안타까워 하셨다. 그때까지 아이가 아프면 소아과 이비인후과에 가야 한다는 생각이 앞섰다. 해열제나 항생제를 먹으면 우리의 몸이 극도로 건조해지고 면역력이 약해지니 건강은 더 안 좋아진다고 했다.

그 후 또 중이염이 왔다. 중이염 치료는 물약과 가루약 2일 정도 먹으니 괜찮아졌다. 한의원에서 중이염치료 기계가 있어서 사진을 찍어 볼 수 있었다. 희연이는 감기로 열이 많이 나서 침을 맞으니 열이 내리고 다시 열이 나지 않았고 석진이는 같은 열인 것 같았는데 선생님께서는 달이 체하여 나는 열이라 해서 손과 발을 따고 나니 열도 내리고 괜찮아졌다. 이렇게 시간이 흐를수록 변화하는 아기의 모습을 보면서 엄마로서 마음의 위로가 많이 됐다.

석진이는 요즘 에너지가 넘친다고 표현한다. 그만큼 체력도 좋아지고 밥도 많이 먹고 많이 뛰어도 옛날처럼 땀이 많이 나지 않으며 "엄마 나 땀 많이 안 나." 하며 너무 좋아한다. 희연이는 활동량이 너무 많아지고 밖으로 자꾸 나가려고 한다. 손가락 빠는 것도 많이 좋아졌다 . 너무 행복한 말을 희연이가 하고 있다. "엄마 배고파 밥 주세요."라고 말이다.

그동안 약을 너무 잘 먹어 준 두 아이가 고맙다. 특히 희연이는 증류약에 딸기 시럽이 들어 있어 색깔도 분홍색이라 매우 즐겁게 먹었다. 두 아이에게 많은 도움을 주신 선생님께 감사의 말을 전하고 싶다. 이제 식사시간이 즐거운 시간이고 아이들 간식 만들어 주느라 엄마는 매우 바빠졌다. 이젠 갈등하지 않는다. 우리가 보기엔 약인 것이 우리 몸속에 들어가면 독이 되는 것보다는 한의학에서 보기에도 약 우리 몸속에서도 약이 되는 진짜 약을 먹으려 한의원에 간다.

Review by 성모아이

아이가 밥을 먹지 않아 식사시간마다 씨름하는 가정이 많습니다.
밥을 입에 물고 오랫동안 삼키지 않는 아이, 아예 숟가락 넣기를 거부하는 아이, 식사시간마다 복통을 호소하는 아이 등...
부모님들은 아이가 밥을 먹기 싫어서 그렇다고 오해하시기 쉽기 때문에 아이를 다그쳐 억지로 밥을 먹게 하는 경우가 많습니다. 하지만 아이들이 밥을 잘 먹지 않는 이유는 소화기 문제입니다. 한참 음식을 먹어 성장 발달해야 할 시기이지만 소화기에서 받아 주지 않으면 아이는 식욕이 생기지 않고, 밥도 거부하게 됩니다. 따라서 이런 경우 아이를 다그치기보다 약한 위장기관을 보강해 주게 되면 자연스럽게 아이의 식욕이 생기게 됩니다.

이렇게 아이가 밥을 잘 먹지 않는 경우 밥 대신 목 넘김이 좋은 우유나 맛이 좋은 과자 같은 것들을 주시는 부모님이 계십니다. 하지만 소화는 입이 아니라 위장에서 대부분 하게 되고 이렇게 우유나 과자를 먹게 되면 소화불량이 유발되어 아이는 더욱 밥을 먹지 않으려 합니다. 따라서 부모님들께서는 밥을 먹지 않으니 '이거라도...' 하면서 과자나 우유를 주시는 것은 자제하고 소화기 때문이라는 생각을 반드시 가지셔서 아이가 음식을 거부하면 먹이지 마시고, 된장국, 미역국 등 소화가 잘되는 음식으로 식단을 만들어 주시길 바랍니다.

무엇보다 중요한 것은 근본적으로 아이의 소화기능이 개선되어야 하는 것이므로 소화기 체질 개선 한약을 복용하시는 것이 도움이 됩니다.

밥을 먹지 않아 대체 영양식이를 하던 아이가 본원에서 한약 한 달 복용 후 정상적으로 식사를 하게 된 케이스도 있습니다. 아이의 탓으로 돌릴 것이 아니라 아이의 문제가 무엇인지 왜 식사를 거부하는지 원인을 찾아 치료해 주면 석진이, 희연이 가정과 같이 화목한 식사시간이 될 수 있습니다.

감기 졸업, 축농증

> 감기가 축농증 없이 4일 만에 나았어요! 이런 일도 있더라구요!

지현이 엄마

대학병원, 한의원, 알로에, 영양제, 약단술까지 어린이집도 안 보내고 나름대로 열심히 해 봤어요. 폐쇄성 후두염으로 밤에 응급실에 갈 때는 돈은 중요치 않다, 지현이를 건강하게 만들어서 감기가 안 걸려야 되겠다고 생각했어요.

지금 지현이요? 면역증강탕이요. 그 약 네 제 먹었는데 7월과 8월에 기침 조금 하는 감기 4일 만에 나았어요. 축농증으로 안 갔어요. 이런 일도 있더라구요!

안녕하세요. 6살 된 지현이 엄마예요. 글 솜씨가 없어서 많이 망설였는데 정말 되는 게 있기 때문에 펜을 듭니다. 축농증으로 고생하는 애들과 그 부모님들, 그 심정을 제가 잘 알지요.

지현이는 4살 되는 해 11월부터 시작된 콧물이 잘 낫질 않더니 다음 해 5월에 축농증으로 심해졌어요. 그때는 어린이집에 다니던 때라 지현이 본인도 몸과 마음이 힘들 때였을 거예요. 그런데다 감기만 들면 축농증으로 이어지기 때문에 약을 3-4주 먹어야 먹었다 싶을 정도였지요. 그러면 다시 감기가 시작되고 계속 약 먹고... 세 달에 걸쳐야 약 안 먹는 날은 겨우 5일 정도 될까 말까 했어요.

그러면서 올 5월까지 폐렴과 폐쇄성후두염으로 2차례 입원도 했고요. 또 목과 입 안은 부었다가 헐었다가 물집이 잡혔다가 터졌다가를 반복했어요. 밥은 안 먹어도 약은 먹어야 되는 엄마 심정. 지현이도 얼굴이 시꺼멓게 해서 어린이집 갔다 오면 피곤해서 자고 약 기운에 자고...

대학병원, 한의원, 알로에, 영양제, 약단술까지 어린이집도 안 보내고 나름대로 열심히 해 봤는데, 결과는 대학병원에서는 7세가 되어야만 축농증의 원인검사를 할 수 있고, 지금은 그저 증상 치료만 한대요. 그사이 계속 약만 먹어야만 된다는 거지요. 폐쇄성 후두염으로 밤에 응급실에 갈 때는 애가 들이마시는 숨을 못 쉬어서 정말 어떻게 되는 줄 알았어요. 그리고는 돈은 중요치 않다. 지현이를 건강하게 만들어서 감기가 안 걸려야 되겠다고 생각했어요.

동네이비인후과에서도 그런 얘기를 했었고요. 그래서 아기들만 전문으로 하는 한의원을 찾게 되었고, 같은 아파트에 사는 아줌마의 소개로 성모아이한의원을 처음 방문했죠. 선생님께서 지현이가 그동안 먹어 온 양약 때문에 간이 다른 아들보다 단단해졌다는 말을 듣고 울고 싶었어요.

낫게 해 주려고 먹인 약들이 애를 이 지경으로 만들었나 싶어서요. 세 제를 먹으라는 말에 그전 같으면 그렇게까지 안 먹어도 되지 않을까 이 생각을 했을 텐데 은 1년 반 동안 너무 고생해서 세 제가 아니라 네 제, 다섯 제라도 먹여 봐야겠다고 매달리게 되더라고요.

지금 지현이요? 면역증강탕이요. 그 약 네 제 먹었는데 7월과 8월에 기침 조금 하는 감기 4일 만에 나았어요. 축농증으로 안 갔어요 이런 일도 있더라구요. 한의원에 갈까 하다가 먹는 약이 남아 있어서 미루고 있는 사이 다 나았어요. 저 지현이 키우면서 처음 겪는 일이었어요. 지현이 5월 이후 축농증으로 자가가 코 막혀서 일어나는 일 없어요. 어린이집 갔다 와서도 친구랑 인라인 타고 신나게 놀고 7시 되면 집에 들어와서 저녁 먹고 8시 되면 자서 다음 날 7시까지 푹 자요. 밥도 반찬 없으면 맨밥으로라도 자기 밥 그

릇 다 비워요.

예전처럼 밥 먹다가 먹기 싫어서 꽥꽥거리는 일도 없어요. 축농증으로 저처럼 이렇게 해도 안 되고 저렇게 해도 안 되고 해서 마음고생 많이 하신 분들이 이 글을 읽고 그래도 되는 게 있구나 하시고 용기를 내세요. 저도 아직 완전히 안심은 안 하는데 어쨌든 효과는 있었어요. 우리 지현이 화이팅!! 엄마가 지켜 줄게.

Review by 성모아이

억만금보다 중요한 것은 건강입니다. 건강은 억만금, 아니 그 이상을 준다고 하더라도 살 수 없는 것이기 때문입니다.

한약을 복용하는 것은 건강을 선물받는 것과 같습니다. 하지만 건강 선물은 다른 선물처럼 특별한 날에만 특별히 하는 것이 아니라 꾸준히 해 주어야 효과가 있습니다.

면역력 증강은 6개월 정도 지속적으로 보강하는 약재를 복용하여야 합니다. 한약을 오래 복용하면 안 된다는 말은 근거 없는 속설입니다. 25년간 1년 이상 많게는 3, 4년 동안 지속적으로 소아들에게 한약을 처방한 결과 한약을 오래 먹은 아이일수록 감기를 완전히 졸업하는 비율이 높았으며, 살이 찌는 것이 아니라 단단해졌으며 또래보다 키가 큰 경우가 많았습니다.

비교적 한약이 고가라는 인식 때문에 또 보관의 불편함 때문에 장기간 한약 복용을 하는 것이 쉽지 않지단, 억만금을 주더라도 살 수 없는 것이 건강이라는 사실을 기억하시기 바랍니다.

감기 졸업, 폐렴, 소화불량, 장염

> 이온 음료만 먹던 수현이가 이제 밥을 잘 먹어요!

수현 엄마
작년 연말부터 서너 달에 걸쳐 입퇴원을 연달아 세 번씩이나 했었고, 마지막으로 올 3월 초쯤 장염으로 퇴원하고 난 뒤 수현이가 이온음료 외에는 아무것도 먹지 않았다. 유명하다는 한의원에도 찾아다녔지만 별 효과는 없었다.
...
성모아이한의원에서 3개월이 넘게 먹어 온 한약 덕분에 얼마나 식성도 좋아졌는지 모른다.
배가 고프면 일단 밥부터 찾기 시작하고 그 외에 다른 것들도 찾지만 예전과는 비교할 수 없을 만큼의 변화라고 생각한다.
예전엔 목이 부어서 열이 나는 줄 알았고 열이 무서워 얼른 해열주사라도 맞혀야 맘이 편했다. 성모아이한의원을 다닌 후 항생제, 소염제, 지사제를 모두 끊고 잔병치레를 거의 않게 되었다.

어느덧 벌써 두 돌이 되어 버린 수현이의 지난 성장 과정을 생각하면 지금도 가슴이 미어진다. 태어나 2개월부터 줄곧 병원 신세를 졌고, 그 후로도 조금만 아파도 엄마인 난 항상 긴장을 하고 살았었다. 폐렴에다 장염은 늘상 수현이에게 다가오는 질병들이었던 것이다.

그래도 괜찮다고 넘어가는 날들은 밤이 두려울 만큼 수현이의 잠버릇이 무서웠다. 새벽에 4시간을 연달아 자는 적이 없었다. 누가 때려서 우는 아이처럼 갑자기 울어 대기 시작하면 어떻게 달랠 길이 없었다. 실컷 울다 보면 또 지쳐서 자고 그러다 몇 시간 후에 또 그렇게 울고 고약한 꿈을 꾼 건지 어디가 아픈 건지 도무지 알 수가 없었다.

그러다 작년 연말부터 서너 달에 걸쳐 입퇴원을 연달아 세 번씩이나 했었고, 마지막으로 올 3월 초쯤 장염으로 퇴원하고서 이 상태로 계속 갈 수 없다는 생각이 들었다. 그렇지 않아도 아파서 힘들어하는 애한테 약한 혈관을 억지로 찾아내 링거바늘로 사정없이 쑤셔 대는 것도 보기 힘들었고 15개월 된 애기가 분유라곤 입에 대질 않고 밥은 어림도 없고 아무것도 먹질 않았다.

대신 병원 생활할 때 설사가 너무 심한 탓에 링거를 떼어 내고 탈수현상을 막기 위해 이온음료는 먹어도 된다고 해서 이온음료를 먹이기 시작했는데 그때부터가 전쟁의 시작이었다. 하루에 이온음료 1.5L를 두 통씩이나 먹어 대니 배가 고플 사이도 없거니와 그 맛에 길들여진 것 같았다. 처음엔 병원에서 괜찮다 하니 괜찮겠지 싶었는데 시간이 흘러도 수현이는 이온음료만 찾았다. 정말 마약 중독자가 따로 없다는 생각이 들 정도였다.

뭔가 다른 방법을 찾아야겠다는 생각이 들었다. 우리 부부는 지푸라기라도 잡는 심정에 유명하다는 몇몇 한의원을 찾아 갔다. 수현이의 증상들을 설명드리니 어떤 한의원에선 놀래서 그렇다느니 체기가 있어서 그렇다고 해서 한약을 권유하기보단 여러 번 따야 된다고 하셨다.

그래서 이틀에 한 번 꼴로 가서 따긴 했는데 이것도 못할 짓이었다. 손가락 몇 군데만 따는 게 아니라 발가락, 무릎 밑 부분으로 해서 애를 완전히 잡기 시작하는데 오히려 애가 더 놀라는 것 같아 이것도 아니다 싶어 말았다.

또 다른 곳에선 소화기관이 좋지 않다는 결론에 1년에 2번 정도 먹으면 괜찮다고 해서 처음 보는 증류한약을 권하셨는데 입맛 까다로운 수현이한테는 한약을 먹이는 것 자체가 고통이었다. 반은 거의 쏟다시피 하고 반이라도 억지로 먹였는데 별 효과는 없었다.

그러다 성모아이한의원을 우연히 찾게 되었는데 원장님 말씀은 다른 한의원 원장님과 다를 바 없이 수현이는 소화기관이 좋지 않아 근본적인 치료를 3개월에 거쳐 집중치료 해야 한다 하셨다. 그때까지만 해도 그리 중요한 얘긴지 몰랐다.

3개월이면 약값에 대한 경제적인 부담도 있었지만 어린애한테 한약을 이렇게 많이 먹여도 되나 하는 약간의 의심도 사실 있었다. 그래도 시작해 보자는 생각으로 무작정 덤벼들었다. 원장님께선 레이저 치료와 파동치료까지 병행하면 훨씬 효과를 볼 수 있다고는 하셨는데 아직까지 어린 애기라 10분이라는 시간 동안 가만히 누워서 치료받기를 바라는 것은 참으로 큰 기대였다.

그래서 몇 번 시도해 보다 너무 심하게 울어 대고 보채어서 치료는 그만두고 한약만 먹이기 시작했다. 정말 신기하게도 한약도 딸기맛으로 나와서 수현이처럼 입맛 별난 아이들에겐 최고의 선물이었다. 물론 처음엔 안 먹으려고 해서 약 한 번 먹이고 사탕 하나 먹여 주고 그런 식으로 반복해서 한 며칠만 씨름하고 나니 그것도 입에 맞는지 지금은 빨대 꽂아서 음료수 마시듯이 잘 먹어 낸다.

그런데 약을 먹이는 과정에서 고열이 나고 먹질 않으려고 해서 이 방법도 아닌가 싶었는데 원장님 말씀이 여름철 열의 원인이 소화기 장애이므로 해열제를 먹이면 소화 장애가 더욱 심해지므로 체해서 열 날 때 먹는 한약을 몇 팩 먹이니 열이 떨어졌다. 치료하던 지난날을 되짚어 보면 항상 음식들이 문제였던 것이다.

소화기가 약한 수현이에게 부드러운 음식을 먹이기보단 자기가 먹고 싶어 하는 것들을 그냥 먹여 버렸다. 안 먹던 애가 체기가 없어지니 자꾸만 뭘 찾으니까 그것도 기쁜 나머지 엄마 된 욕심에 자꾸만 먹였던 게 열이 난 이유였던 것이다.

원장님 말씀처럼 엄마가 독한 마음먹고 자제할 건 해 줘야 한다는 걸 이제야 알았다. 그리고 레이저 치료와 파동 치료도 첨엔 그렇게 받기 싫어하더니만 지금은 약간의 사탕과 몇몇 간호사들의 유혹에 힘입어 누워서 할 말 다 해 가며 치료 정말 잘 받고 있다.

그런데 정말 신기하게도 맑은 콧물 날 때 레이저 치료를 받아 보면 약 먹이는 것보다 훨씬 효과가 좋았다. 수도꼭지 틀어 놓은 것 마냥 콧물이 그리도 흘렀는데 레이저 치료 10분 후 그날부터는 말끔히 나았던 것이다. 그때부터 조금씩 이 치료에 대해서 믿음을 갖기 시작했다.

원장님 말씀대로 수현이는 조금만 체기가 있으면 열이 나기 시작하고 열이 나면 염증인 콧물도 자연 흐르고 눈 밑이 붉게 변해 버리는 등 엄마인 내가 찾을 수 있는 현상들이 눈에 보였다.

예전엔 목이 부어서 열이 나는 줄 알았고 열이 무서워 얼른 해열주사라도 맞혀야 맘이 편했다. 성모아이한의원을 다닌 후 항생제, 소염제, 지사제를 모두 끊고 잔병치레를 거의 않게 되었다.

3개월이 넘게 한약도 먹고 이렇게도 아파 보고 저렇게도 아파 보니 결론은 이미 다 나와 있었던 것이다. 음식 조심도 중요하지만 수현이가 그동안 먹어 왔던 한약 덕분에 얼마나 식성도 좋아졌는지 모른다. 배가 고프면 일단 밥부터 찾기 시작하고 그 외에 다른 것들도 찾지만 예전과는 비교할 수 없을 만큼의 변화라고 생각한다.

골고루 이것저것 먹어 낼 수 있는 그날을 위해 엄마인 나도 중심을 잃지 말아야 할 것이고 우리 수현이도 약 잘 먹고 열 따윈 잘 이겨 낼 수 있을 거라 믿는다. 성모아이를 알게 된 건 우리 가족에겐 너무나 큰 행운이었고 앞으로도 건강해질 수현이를 위해 파이팅하고 싶다.

Review by 성모아이

흔히 수현이 어머님과 같은 실수를 하는 부모님들이 정말 많습니다.

몇 가지 예를 들자면,

1. 아이가 열이 나는 원인이 소화기 때문인지 모르고 해열진통제를 먹이고, 4시간 진통하는 동안 괜찮아지면 다시 우유를 먹여 소화불량을 만들고, 다시 4시간 뒤에 열이 나고... 이러한 악순환을 반복하게 되면 열감기는 낫지 않습니다.

2. 또 아이가 잘 먹지 않아 사탕이나 과자를 주게 되면 또다시 소화불량을 유발하여 밥을 거두하게 됩니다. 따라서 아이가 분유나 밥을 거부하면 냉정히 간식을 끊어야 합니다.

3. 가장 많이 하는 실수는 소화기를 고려하지 않고 항생제를 복용하는 것입니다. 소화기가 약한 아이가 열이 동반되며 염증이 발생할 때(인후염, 편도선염, 비염, 부비동염 등) 항생제를 복용하게 되면 장내유익균이 모두 죽게 됩니다. 이렇게 짧게는 3일 길게는 1, 2주 이상 복용한 항생제로 인해 아이는 더욱 식사를 거부하게 되고 체력(면역력)은 더욱 떨어져 감기를 달고 살게 됩니다.

이러한 악순환의 고리들을 끊기 위해서는 열이 날 때는 항상 소화기 원인을 고려해 보고 손발을 따고, 공복을 취해 줍니다. 그리고 체열낭(한방소화제)을 복용해서 열이 떨어질 수 있다는 경험을 하는 것이 중요합니다.

인후염, 비염, 부비동염 등 감기에 걸렸을 때는 균을 죽이는 약이 아니라 기운(면역력) 나게 하는 천연약재를 복용하여 낫는 경험을 하도록 합니다. 이러한 경험들이 반복해서 축적되게 되면 감기에 이환되는 횟수는 줄어들고 식사량도 늘어나게 됩니다.

감기 졸업, 허약증

> 우리 쌍둥이 정말 많이 건강해졌어요!

김종숙
오빠 찬웅이
항생제, 해열제 장기 복용, 비염, 빈혈, 말더듬, 눈빛 흐림. 겁이 많고 허약

동생 소현이
감기 지속. 구취. 잦은 구토

찬웅이 : 약 먹고 두 달 정도 지나니까 감기를 해도 고열은 아예 나지 않고 밥도 잘 먹고 잘 놀더군요. 그리고 말더듬은 3개월 정도 지나니까 '좀 좋아졌네.' 하는 생각이 들더니 6개월 정도 되니까 거의 더듬지 않고 '이런 말도 할 줄 아네.' 할 만큼 말도 아주 잘하더라구요. 흐리던 눈빛도 많이 또렷해지구요.

소현이 : 감기도 잘 안 하고 구토도 전혀 안 하고 밥도 잘 먹고 키도 많이 컸어요.

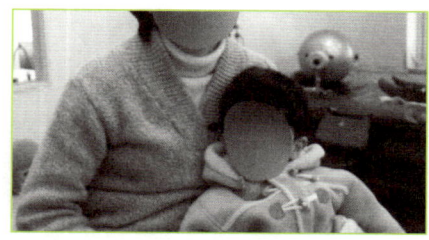

저는 43개월 된 쌍둥이 남매의 엄마입니다. 우리 쌍둥이가 성모아이한의원과 인연을 맺은 지도 벌써 7개월에 접어드네요. 우리 쌍둥이는 허약해서 6개월 때부터 소아과 병원을 제집 드나들듯 자주 갔어요. 동생인 소현이는 감기를 내내 달고 살고 입 냄새가 나며 자주 구토를 했어요. 그리고 오빠인 찬웅이는 병원 항생제와 해열제를 매일 달고 살았죠. 찬웅이는 1년에 10개월 정도는 목감기, 열감기에 시달리며 밤낮으

로 찡찡거렸고, 비염, 빈혈, 말더듬에 눈빛도 흐리고 소변도 잘 못 가리고 자주 지리는 등 굉장히 허약하고 겁 많고 신경이 예민한 아이였어요.

쌍둥이로 약하게 태어나서 18개월 때부터 아이전문한의원 등에서 한약도 많이 먹여 봤지만 그때뿐이었어요. 그런데, 지난 5월경에 찬웅이가 목이 부어 소아과에서 항생제 치료를 받는데 괜찮다 싶어 항생제를 끊으면 이틀 뒤에 또 목이 부어 열이 나고 하더라구요. 이런 증세가 2개월 계속 되더군요. 지금 와서 생각해 보니 항생제도 내성이 생겨 들지 않았던 것 같아요. 그리고, 갈수록 말도 더 심하게 더듬구요. 저와 친정어머니는 찬웅이가 몹쓸 병이라도 걸리지 않았나 하는 나쁜 생각이 들어 걱정의 나날을 보냈죠. 그래서 이대로 뒀다간 큰일 나겠다 싶어 인터넷을 뒤지다 대구에 있는 성모아이한의원을 발견하게 되었어요. 저는 부산에 거주하는 터라 우선 인터넷 상담실을 통해 상담 요청을 했는데 원장님의 확신 있는 답변에 멀어도 꼭 가 봐야겠다는 생각이 들더군요.

아이들을 데리고 첫날 방문을 하니 원장님이 우리 찬웅이와 소현이는 다른 아이들에 비해 2배 정도 허약한 아이들이고, 찬웅이는 뇌 쪽으로 피가 돌지 않아 뇌발달이 떨어지고 혈액도 많이 부족하다 하시며, 이 부분을 치료를 해주면 비염, 말더듬, 잠자는 거 다 좋아질 거라 하셨어요. 그리고 우리 소현이는 소화기가 많이 안 좋다고 하시더군요. 그래서 둘 다 소화기 치료를 시작으로 오전 오후 약을 달리 처방받고, 1주일에 1번 침, 파동치료를 병행했어요.
치료받기 시작하고 한 달까지는 열나고 아프더군요. 그래도, 원장님의 항생제와 해열제는 끊어야 한다는 말씀에 병원은 가지 않고 도씨평위산과 포룡환을 먹이고, 이게 없을 때는 가까운 한의원에서 감기약을 지어 먹였더니 열도 잘 떨어지고 체력도 처지지가 않더군요.

이렇게 열나고 아파서 조바심 나는 것도 잠시 약 먹고 두 달 정도 지나니까 감기를 해도 고열은 아예 나지 않고 밥도 잘 먹고 잘 놀더군요. 그리고 말더듬은 3개월 정도 지나니까 '좀 좋아졌네.' 하는 생각이 들더니 6개월 정도 되니까 감기가 올 때나 체기가 있을 때 하루 이틀 약간 더듬을까 그 외는 말도 더듬지 않고 '이런 말도 할 줄 아네.' 할 만큼 말도 아주 잘하더라구요. 흐리던 눈빛도 많이 또렷해지구요.

잠도 치료하고 석 달째부터는 완전히 숙면을 취하더군요. 지금은 우리 찬웅이가 집에서 잠도 제일 푹 잘 자고 씩씩하답니다. 이제는 시골 할머니 집에 가서도 잘 자고 잘 놉니다. 이전에는 잠자리가 바뀌면 밤새 잠도 설치고 집에 가자고 징징거렸거든요. 올 설에 우리 시어머니께서 우리 찬웅이가 잘 놀고 잘 자니까 기분 좋다 하시더군요. 그리고 겁도 줄고 대인관계도 좋아져서 친지어른이나 사촌들과도 잘 어울린답니다.

소현이도 감기도 잘 안 하고 구토도 전혀 안 하고 밥도 잘 먹고 키도 많이 컸어요. 이제 우리 쌍둥이 건강 걱정 안 합니다. 면역력이 생겨 감기가 와도 아프지 않고 잘 싸워 이겨 냅니다. 저희 친정어머니는 원장선생님께 절이라도 하고픈 심정이랍니다. 우리 찬웅이, 소현이가 너무 건강해져서요.

원장님. 정말 감사합니다. 앞으로도 우리 쌍둥이 건강은 성모아이한의원에 맡길랍니다.

Review by 성모아이

요즘에 항생제 과다 사용으로 온 나라가 떠들썩합니다. 특히 소아의 경우 항생제 과다복용은 심각한 면역력 저하로 이어지기 때문에 일평생을 두고 고생하게 됩니다. 어머님께서 부산에서 대구까지 열심히 다니셔서 아이들이 많이 좋아진 것 같습니다. 모두 부모님이 잘 이해하시고 따라 준 덕분입니다. 하지만 중간에 충분한 이해가 부족해서 치료를 그만두는 분들도 많아서 너무 안타깝습니다.

찬웅이, 소훈이는 레이저치료 파동치료 성장침 두침 분구침과 오전에 복용하는 뇌혈액순환제 저녁에 복용하는 뇌보혈제를 꾸준히 복용하여 많이 좋아졌습니다. 앞으로도 항생제, 해열제, 스테로이드제, 항히스타민제 사용은 최소화시켜 아이들을 키우시기 바랍니다. 사람은 성장하는 과정에서 누구나 기와 혈이 모자라게 됩니다. 즉 면역 저하가 발생됩니다. 더구나 타고나길 허약하게 타고 났을 경우는 더욱 그렇겠죠. 이때 균이나 바이러스가 발생하는데 무턱대고 장기간 소염제 항생제를 사용하면 오히려 면역 저하로 잦은 질병을 달고 살게 됩니다.

비염, 축농증, 식욕부진, 아토피, 야뇨증… 각각의 질환이 모두 연관성을 가지고 있습니다. 비염치료를 항생제로 하다 보면 위장이 나빠지고 피부가 건조해지고 소변 상태가 나빠집니다. 끝없는 악순환이 계속되고 있습니다. 안타깝습니다.
따라서 식물이 자랄 때 무석무석해지면 균이 발생됩니다. 이때 한 달간 농약만 뿌리면 균이 내성이 생겨서 더욱 강한 농약을 뿌려야만 합니다. 그 과정에서 식물은 성장도 되지 않고 더욱 약해지게 되겠죠. 그 식물만의 정확한 거름을 찾아서 투여해야 합니다. 사람도 허약할수록 질병이 발생되며 일정 기간 동안 면역력을 증강시키면 비염, 축농증, 아토피, 말더듬 등의 증상을 졸업하게 됩니다.

차후에는 잦은 질병이 발생되지 않고 1년에 몇 번씩 감기나 체기 정도가 발생됩니다. 이때는 자라는 과정에서 흔히 있는 일이라고 생각하시고 적절한 면역증강을 1회씩만 하시기 바랍니다. 찬웅이는 뇌발달을 위해서 머리에 침을 꾸준히 자침하고 있는데 앞으로도 꾸준히 하신다면 훨씬 총명해질 것입니다. 오전 오후로 복용하는 뇌혈류개선은 당분간 꾸준히 하시기 바랍니다. 그리고 말을 더듬는 증상이 호전된 것은 심장과 뇌혈액순환이 많이 개선된 결과입니다.

감기 졸업, 천식, 비염

> 4년 동안 천식, 비염을 달고 다니던 희원이!

희원이 엄마
숨이 차고 가쁜 숨소리... 숨소리가 고르지가 않았습니다. 호흡곤란까지... 막막했습니다. 4년 동안 온갖 양약을 계속 먹이는데 갈수록 아이의 상태는 더욱 나빠지고... 성모아이한의원에 내원 후 병원에서 처방하는 약을 끊고 한약만 먹였는데도 정말 거짓말처럼 아이가 기침도 없고 콧물도 잠을 잘 때도 숨소리조차... 정말 거짓말 같은 경험을 했습니다.
그동안 거짓말처럼 종합병원에 단골로 다니며 독한 약만 먹이다가 호흡곤란까지 왔던 우리 아이가 한 번도 양약을 먹지 않고도 심한 감기 한 번 없이 지낸다니 신기할 뿐입니다.

제가 이 글을 쓰게 된 동기는 우리 아이가 지난 시간 감기로 많은 고생과 시간을 허비하게 보낸 것이 아까워 여러 어머님께서는 저 같은 일이 없도록 하기 위하여 몇 자 적어 봅니다.

우리 희원이는 20개월부터 잦은 기침, 천식과 콧물을 자주 흘렸습니다. 그때는 무조건 병원으로 데리고 다녔죠. 기침만 나면 희원이 아빠는 병원으로 데리고 가라고 했었죠.
그것도 일반 소아과가 아닌 종합병원으로 말이죠. 희원이에게 여간 신경을 쓰는 게 아니었습니다. 엄마인 저보다도 많이...

어떤 때는 정말 지칠 때도 있었답니다. 겨울이면 추운데 택시를 잡아타고서 아이를 안고 여간 힘이 드는 게 아니었죠. 그러길 4년 정도 했을까요? 괜찮다 싶으면 또 기침, 콧물 그리고 잠을 잘 때면 곧 숨이 겁출 것만 같았습니다. 숨이 차고 가쁜 숨소리... 숨소리가 고르지가 않았습니다. 호흡곤란까지... 막막했습니다. 4년 동안 온갖 양약을 계속 먹이는데 갈수록 아이의 상태는 더욱 나빠지고...

희원이가 6살... 아직 밥을 먹지도 않고 그저 군것질을 많이 하는 편이죠. 그리고 많이 허약한 편이죠. 이렇게 걱정을 하고 있을 때 우연히 친정모친께서 아시는 어느 분이 성모아이한의원에 한번 가 보라는 말이 있었습니다. 처음에는 망설였습니다.(거리가 너무 멀기도 하고) 몇 년이나 고생을 하고 종합병원에서도 그 많은 항생제와 주사를 그렇게 많이 치료를 해 봤는데... 하지만 친정 모친께서 한번 가 보자고 해서 왔습니다.

그런데 2달도 채 안 되었습니다. 설마 했죠. 원장님은 천식약인 스테로이드를 지금부터 끊어야 하며 끊지 않으면 평생 천식으로 살 거라고 말씀하셨습니다. 지난 4년 동안 먹였으니... 걱정이 되었습니다. 양약을 안 먹여도 좋아질 수 있을지...

그런데 오전 약, 오후 약을 달리 처방하여 복용했는데 병원에서 처방하는 약을 끊고 한약만 먹였는데도 정말 거짓말처럼 아이가 기침도 없고 콧물도 잠을 잘 때도 숨소리조차... 정말 거짓말 같은 경험을 했습니다. 저는 친정 모친에게 소개해 주신 그분께 감사할 따름입니다. 그리고 여러 어머님께서도 아이가 천식으로 잘 낫지 않는다면 한번 권유해 보고 싶군요. 성모아이한의원에서 치료받은 지가 3개월이 넘어가는군요.

그동안 거짓말처럼 종합병원에 단골로 다니며 독한 약만 먹이다가 호흡곤란까지 왔던 우리 아이가 한 번도 양약을 먹지 않고도 심한 감기 한 번 없이 지낸다니 신기할 뿐입니다. 지긋지긋한 질병치레가 끝나가니깐 너무 감사합니다. 그리고 우리 아이는 밥을 잘 먹지 않았습니다. 그래서 원장님 말씀이 호흡기 치료가 끝나고 위장, 간 치료약을 복용하면 식욕이 좋아질 거라고 하셨습니다. 그리고 처음으로 식욕증진을 하는 위장, 간약을 1제 먹였는데 여름인데도 식욕이 많이 좋아졌습니다.

천식, 감기가 나아졌듯이 우리 아이가 식욕도 더욱 좋아질 거라고 기대하고 있습니다.
그리고 원장님 감사합니다.

Review by 성모아이

천식약은 한번 먹기 시작하면 평생 복용하여야 하는 약이라고 생각하는 경우가 많습니다. 실제로 한두 달이 아닌 몇 년을 장복하고도 천식이 치료되지 않아 한의원에 내원하는 희원이 같은 아이들이 많았습니다.

급성기에 흡입용 스테로이드제는 효과적이지만 장기간 사용 시 오히려 면역 저하의 우려가 있으며, 기관지 확장제 또한 중추신경에 작용하는 약물이므로 심혈관계 이상 등의 부작용을 안고 있습니다. 중요한 것은 폐기관지가 스스로 확장할 수 있는 탄력성(힘)을 길러 주는 것입니다. 이렇게 폐 자체의 힘을 기르는 것이 바로 호흡기 면역증강이며, 이러한 면역증강은 폐순환을 도와주는 천연 약재를 통해 가능합니다.

처음 희원이도 오랜 기간 복용해 온 스테로이드를 중단하는 결정을 내리기까지 힘들었지만, 부모님과 희원이가 모두 저희 한의원을 믿고 3개월간 한약을 복용한 결과 4년간 복용 중이던 천식약을 끊고도, 잔병치레 없이 건강해질 수 있었습니다.

본원에는 희원이와 같은 아이들이 많으며, 이런 사례는 천식에 스테로이드, 기관지 확장제만이 정답이 아니라는 것을 시사해 줍니다. 아이의 호흡곤란이 오는 급성기에는 어쩔 수 없이 사용하여야 하는 약물이지만 증상이 발현되지 않을 때는 기관지 스스로의 자생력을 키워 주는 천연약재를 통한 치료를 선택하시기 바랍니다.

감기 졸업, 천식, 비염

> 양약 끊고 치료되기까지...

재현 엄마
지금 6개월 됐어요. 낮에도 아직은 하지만 예전처럼 기침이 심하지도 않고 밤에는 잠도 잘 자서 그런지 키도 컸어요. 처음과 지금은 하늘과 땅 차이고, 우선 병원을 6개월씩이나 안 간다는 게 너무 좋습니다. 병원에 안 다니고 이렇게 좋아질 수 있구나 싶어요.

천식은 24개월에 진단받고 처음에는 봄, 가을 위주로 심해지다가 나중에는 6개월 이상 감기약과 천식약을 번갈아 먹기 시작했습니다. 항생제를 먹으면 약간 좋아지다가 다시 안 먹고 일반 감기약으로 먹다 보면 다시 감기가 심해져 항생제를 도저히 끊을 수가 없었습니다. 점점 항생제 쓰는 횟수가 많아지고 매일 병원을 들락거리니 안 되겠다 싶어 소개받아 오게 되었는데, 처음에 독한 마음을 먹고 신약을 안 먹임과 동시에 한약으로 바꾸어 먹였습니다.

처음 한 달, 두 달은 너무 힘들었습니다. 신약이 끊기니 콧물에 기침이 바로 심해지더군요. 그래도 한번 믿고 병원 안 가고 참았습니다. 정말 그 기간 저도 우울해서 예민함의 극치였는데 두 달 먹이니 조금 좋아지고 세 달, 네 달 되니 잠을 잘 수 있게 되었지요. 밤에 기침 없이 잠을 잔다는 게 얼마나 고마운지 그것만 해도 좋더군요.

지금 6개월 됐어요. 낮에도 아직은 하지만 예전처럼 기침이 심하지도 않고 밤에는 잠도 잘 자서 그런지 키도 컸어요. 처음과 지금은 하늘과 땅 차이고, 우선 병원을 6개월씩이나 안 간다는 게 너무 좋습니다. 병원에 안 다니고 이렇게 좋아질 수 있구나 싶어요. 오기 전에 한의원을 한 번도 다닌 적이 없었는데 이번 일로 병원만이 다가 아니고 먹는 것도 중요하다는 것을 배웠습니다. 조급함도 차차 나아지고 선생님께 많이 배우고 갑니다. 앞으로도 더 먹어야 하겠지만 그래도 지금까지 힘든 과정 잘 넘기고 앞으로는 별 어려움 없이 잘 이겨 낼 것 같습니다.

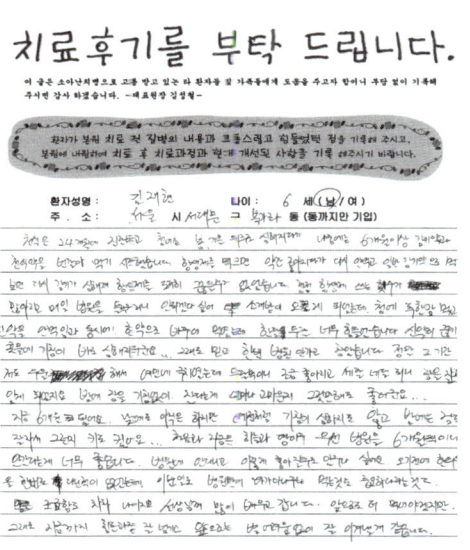

Review by 성모아이

재현이처럼 기침감기(천식)으로 오래 고생한 친구의 경우 양약을 오래 먹은 병력과 그만큼 약해진 체력이 있기 때문에 한약을 복용하여도 한 달 만에 차도가 보이지 않는 경우가 많습니다.

양약과는 달리 하루 이틀 만에 호전을 보이는 것이 아니기 때문에 반수 정도의 부모님은 1회 복용 후 욕심만큼 차도가 적어 안타깝게도 중단하시기도 하고, 나머지 반수의 부모님들은 조금씩 아이가 나아지는 모습에 믿음을 가지고 꾸준히 복용하시기도 합니다.

이렇게 믿음을 가지고 포기만 하지 않으신다면 대부분 시기의 차이만 있었을 뿐 감기 졸업을 이뤄 냈습니다. 한약은 꾸준하게 복용하여 그동안 약해진 부분을 보강하고 채워 주는 것이 중요합니다.

감기 졸업, 언어지연

> 성구가 말을 하기 시작했어요!

성구 엄마
첫째: 올해 와서 열감기를 한 번도 한 적 없습니다.
둘째: 밥을 잘 먹고 소화를 잘하고 대변을 하루나 이틀 만에 꼭 눕니다.
셋째: 밤에 잠을 잘 자고 아침에 일어나서도 보채지 않습니다.
넷째: 언어는 자기요구상황을 말로 하는데 간단하게 두 단어씩 합니다. 예를 들어 밥 줘요. 귤 줘요. 고기 줘요.
다섯째: 자기요구사항이 있을 경우 눈을 보고 이야기합니다. 그리고 끌어안고 몸짓으로 같이 뒹굴고 놀자고 요구를 많이 합니다. 놀이터에서 다른 친구들 노는 모습을 쳐다보고 있기도 합니다.

성구가 성모아이한의원에 다닌 지 16개월째입니다. 한의원에서 치료받기 전에 밤에 잠을 자다가 깨서 자주 울곤 했는데 지금은 잘 때 깨어나지도 않고 너무 잘 잡니다. 그리고 아침에 일어나서 뭔가 답답해서 자주 울고 짜증도 부렸는데 지금은 눈을 뜨면 항상 웃으면서 나오고 표정이 많이 밝아졌습니다.

전에는 밥을 먹고 나서 소화를 잘 시키지 못해 소화불량이 자주 왔고 대변도 잘 누지 못해서 힘이 들었습니다. 치료받고 난 뒤 1년, 이젠 소화불량이 사라지고 모든 음식을 먹어도 소화를 잘 시키는 것 같고 대변 보는 힘도 좋아졌습니다.

얼굴은 한의원에 오기 전에는 누런 얼굴빛이었는데 3개월 보름 정도 치료받고, 눈 아래에는 얼굴 색깔이 뿌연 흰 색깔로 돌아왔는데 이마에서부터 눈 주위가 동그랗게 검은빛 색깔로 표시가 났었습니다.

13개월 정도 치료받고 나니 이마와 눈 주위가 흰 색깔로 조금씩 돌아오고 있는 것 같습니다. 언어는 3개월 보름 정도 치료받고 나니 '오뗑'을 '오엥'으로 시작하면서 한 단어씩 말이 나왔습니다. 자기표현을 손을 끌면서 몸짓으로 했는데 11개월 정도 치료받고 나니 손을 끌면서 몸짓을 하면서도 요구사항을 말로 많이 하는 것 같습니다.
예) 이것 줘요... 밥... 고기...
지금은 16개월째인데 '귤', '김', '두부' 새로운 단어들이 나오고 특히 저녁에 말을 많이 합니다.

요약하면

첫째: 올해 와서 열감기를 한 번도 한 적 없습니다.
둘째: 밥을 잘 먹고 소화를 잘하고 대변을 하루나 이틀 만에 꼭 눕니다.
셋째: 밤에 잠을 잘 자고 아침에 일어나서도 보채지 않습니다.
넷째: 언어는 자기요구상황을 말로 하는데 간단하게 두 단어씩 합니다. 예를 들어 밥 줘요... 귤 줘요... 고기 줘요...
다섯째: 자기요구사항이 있을 경우 눈을 보고 이야기합니다. 그리고 끌어안고 몸짓으로 같이 뒹굴고 놀자고 요구를 많이 합니다. 놀이터에서 다른 친구들 노는 모습을 쳐다보고 있기도 합니다.

성모아이한의원원장님! 성구가 아직은 대화할 정도의 언어구사력은 없습니다. 그렇지만 자기요구사항을 말로 많이 하려 합니다. 성그가 말을 정상적으로 할 수 있게 도와주세요~~
원장님 감사합니다~~~

Review by 성모아이

본원에 내원한 언어지연을 가지고 있는 아이들의 공통점은 BODY의 문제를 동반하고 있다는 점입니다. 건강하지 않은 몸에서 건강한 뇌 발달이 이루어질 수 없습니다.

아이들이 가지고 있는 내부 장기의 허약증을 치료했을 때 발달장애를 가진 아이들의 발달이 촉진되었습니다. 성구의 경우 언어지연과 동반하여 열감기를 자주 하는 등 소화기 문제가 있었습니다. 성구에게 언어를 촉진하는 한약이 아니라 열감기를 예방하는 소화기약, 심장을 안정시켜 숙면을 도와주는 처방을 사용하였으나 열감기가 줄어들고 수면이 개선되는 것은 물론 언어발달 또한 촉진되었습니다.

이렇게 성구의 경우와 같이 몇 년간 언어치료실을 다녀도 효과가 없던 아이가 본원의 보강하는 약재를 통하여 언어발달이 촉진된 사례가 매우 많았습니다.

중풍으로 쓰러져 언어기능이나 보행기능을 잃은 노인에게 아무리 물리치료를 하고 언어치료를 하더라도 그 노인이 힘이 생기지 않으면 걸음을 걷는 것도, 말을 하는 것도 쉽지 않습니다. 언어치료실이나 물리치료실은 아이에게 눈빛이 생기게 하거나 에너지가 나게 할 수 없습니다. 아이의 발달을 위해 무엇이 필요한 것인지 생각해 보시길 바랍니다.

감기 졸업, 천식

> 울 아들에게 숙면을 돌려 주셨네요!

엽이 엄마
2006년 11월 25일 치료 전 (어머님이 써 주신 글)
상엽이는 48개월 되었습니다
29개월까지는 환절기 감기를 많이 앓는 편이기는 해도 장기간 고생한 적은 없었습니다.
7개월까지는 모유로만 키웠구요. 13개월경에 장염을 한 번 했습니다. 감기양상은 거의 맑은 코감기로 시작해서 누런 코까지 나오는 편이고 열감기는 일 년에 한 번 정도 합니다.
29개월에 구미로 이사 온 후에 두 달 넘게 감기가 낫지 않고 고생하다가 결국 안양에 다니던 병원약을 먹고야 나았습니다.
그 후로 환절기만 되면 감기를 달고 살았습니다.
지난봄에도 감기가 낫지 않아 고생 중이었는데 5월경 밤에 갑자기 발작적으로 기침이 터지면서 30분 이상 기침을 해 대다가 물을 먹고 가래를 게워 냈습니다. 올여름 잠깐 감기가 없었구요.
8월 말부터 걸린 감기로 고생하다가 9월에는 결국 천식진단까지 받았습니다. 그리고 나았는가 싶으면 여전히 천식과 감기로 계속 병원을 드나들고 있습니다 성장도 지연돼서 봄까지 15.5kg이었는데 올여름 병원 안 다니는 동안 커서 19.5-20.5 사이입니다 신장은 작은 편입니다. 11월 17일경에 중이 염 진단을 나와서 항생제 먹이다가 지금은 성모아이를 알게 되어 중단했습니다.

상엽이 고향은 서울입니다. 30개월까지 서울에 살다가 구미로 이사를 왔는데요, 공장이 많은 구미 공기가 맞질 않았는지 감기를 달고 살게 되었습니다. 원래 감기가 잘 걸리기는 했어도 금방 낫곤 했거든요.

제가 알레르기성 비염이 있는지라 아이도 항상 코감기가 걸리는 편이었구요. 그런데 항생제를 한 달씩 복용해도 낫질 않아서 병원을 바꾸기도 수차례, 급기야 지난 가을 천식이 오고 말았습니다.

천식에 관해 그저 알레르기의 일종이라는 것밖에 모르던 때인지라 무작정 병원 처방에 따라 스테로이드를 먹였습니다. 그건 정말 그때뿐이더군요. 나은 줄 알았다가 재발하고 또 재발하고... 가을 내내 아이가 기침 발작으로 한밤에 토하기 일쑤였습니다. 30분, 40분씩 기침 발작을 하면 얼마나 가슴이 녹아내리던지... 처음에는 기침만 하고 눈도 못 뜨던 아이가 너무 심한 기침에 잠도 깨고 힘들어 울고...

안 되겠다 싶어 인터넷을 뒤지니 몇몇 한의원이 나오더군요. 그중 치료 후기를 보니 성모아이한의원이 괜찮길래 방문하게 되었습니다. 2006년 12월 1일부터 3달 동안 약을 복용해 보자 하시더군요.

그런데 울 아들 참 오래 걸렸습니다. 어떤 이들은 한 달만 먹고도 차도를 보였다는데 울 아들은 12월 말에도 다시 천명이 올 정도로 차도가 없었거든요. 나아진 듯하다가도 1월까지도 기침 발작이 있었더랬습니다. 단지 항생제를 안 먹어도 기침이 나아지기도 했기에 꾹 참고 지냈습니다. 내원 당시 48개월 21kg이던 아들놈이 18kg까지 몸무게도 줄어서 성장 걱정까지 하면서요.

기침을 조금할 때 병원을 방문하면 아이가 100 아플 것을 20만 아프다는 유명한 소아과 의사 하**님 말씀대로 너무 열심히 병원을 데리고 다니며 항생제를 먹인 탓이었습니다. 그런데 신기하게도 2월 중순경부터 밤 기침 발작이 없어지더군요. 밤에 잘 자니 넘 기뻤습니다. 그리고 낮 기침도 현저히 줄었습니다.

그래도 다른 아이들보다는 예후가 좋지 않아 5월까지 약을 먹이자 하시더군요. 울 아들놈 얼른 다 나아서 기침 걱정 없이 달릴 수 있기를 바라면서 제가 치료 후기를 보고 믿음이 생겼기에 처음 망설이는 엄마들 보시라고 몇 자 적었습니다.

원장님, 간호사님 감사합니다.

Review by 성모아이

일반 감기에 항생제 사용률이 높아 국가에서 항생제 처방률 조사를 시작한 지도 벌써 몇 년이 지났습니다. 해가 지날수록 항생제 처방률은 줄어들고 있지만, 대학병원보다는 소규모의 병의원일수록 항생제 처방률이 높은 것으로 조사되고 있습니다. 의아하게도 대학병원일수록 중한 소아감기 환자가 많이 내원하기 때문에 항생제 처방률이 높아야 하지만 오히려 동네 병원일수록 항생제가 많이 사용되고 있습니다.

이유는 항생제를 복용하면 빨리 낫는다는 어머님들의 잘못된 생각 때문입니다. 약을 과하게 쓸수록 빠르고 강하게 작용효과가 나타나기 때문에 바로바로 아이가 낫기를 바라는 부모님들의 급한 마음에 약의 개수가 늘어나는 것입니다. 약을 먹었는데 왜 이렇게 감기가 오래가냐는 부모님들의 성화 때문에 항생제가 처방되기도 합니다.

감기라는 것은 염증반응입니다. 염증반응은 1주-2주의 사이클을 가지고 심해졌다가 완화되는 수순을 밟게 됩니다. 이는 우리 몸이 치료하려는 자연스러운 반응으로 우리가 할 수 있는 가장 바람직한 일은 따뜻한 물을 많이 마시고 휴식을 취하는 것입니다.

천식, 야뇨증

우리 윤정이 천식약 다 끊고 나았어요!

윤정 엄마
찬 바람이 조금만 불어도 "쌕쌕" 소리가 나고 숨도 제대로 쉬지 못해 힘들어했다. 계속되는 항생제 복용, 흡입치료…
한 끼 식사량보다 한 번 먹는 약의 양이 더 많았다.
급기야는 **항생제에 내성이 생겨 잘 듣지 않는다**는 진단까지 나왔다

별 기대 없이 친구를 따라 온 성모아이한의원에서 양약을 완전히 끊고 한약 치료를 받으라는 설명을 들었다.
처음에는 망설여졌지만 지금은 기침도 안 하고 쌕쌕거리는 소리도 안 하게 되었다.
아울러 키도 크고 살도 찌게 되었다. 우리 아이가 이만큼 건강해질 수 있도록 믿음을 주신 원장님과 간호사 이모들 너무너무 고맙습니다.

약 2달 전 2005년 12월 3일에 처음 한의원을 방문했다. 별 기대 없이 친구 따라 한번 와 본 것이 이렇게 인연이 되었다.

"윤정이는 천식이 심한 편입니다. 지금부터는 양약을 완전히 끊고 치료약과 한방치료를 병행해서 고쳐 봅시다." 한의사 선생님의 말씀에 처음에는 반신반의했다. 더군다나 양약을 완전히 끊으라니… 많이 망설여졌다. 당연히 우리 아이는 3살이 되기 전에 감기로만 알았던 기침이 천식 진단을 받으면서부터 거의 양약을 달고 살았다.

찬 바람이 조금만 불어도 "쌕쌕" 소리가 나고 숨도 제대로 쉬지 못해 힘들어했다. 대학병원에 입원해서 다 나은 줄 알았지만 그렇지가 않았다. 계속

되는 항생제 복용, 흡입치료... 한참 잘 먹고 잘 커야 할 시기에 양약만 너무 많이 먹지 않나 걱정이 되었다. 사실 한 끼 식사량보다 한 번 먹는 약의 양이 더 많았다.

5살이 되어 조금 나아지는가 싶더니 작년부터 유치원에 다니고는 더 심해져 10월 달부터는 거의 유치원에 가지 못했다. 급기야는 항생제에 내성이 생겨 잘 듣지 않는다는 진단까지 나왔다. 집안 병력이나 주위에 천식환자가 없어 그냥 그렇게 지내던 중에 윤정이 친구 엄마 따라 성모아이한의원을 찾게 되었다.

한의사 선생님만 믿고 꾸준히 치료약과 함께 파동, 레이저 치료를 해 온 결과 지금은 기침도 안 하고 쌕쌕거리는 소리도 안 하게 되었다. 아울러 키도 크고 살도 찌게 되었다. 우리 아이가 이만큼 건강해질 수 있도록 믿음을 주신 원장님과 간호사 이모들 너무너무 고맙습니다.

덧붙여 지금은 키가 조금 더 컸으면 하는 바람에 성장치료를 병행하고 있어요. 모두가 성모아이한의원 식구들 덕분입니다. 정말 감사합니다.

치 료 수 기

지윤정

약 2달전, 2005년 12월 3일에 처음 성모아이한의원을 방문했다.
별 기대없이 친구따라 한번 와본것이 오늘에 인연이 되었다.
"윤정이는 천식이 심한편입니다. 지금부터 양약은 완전히 끊고
치료후와 한의치료를 병행해서 고쳐 봅시다."
한의사 선생님의 말씀에 처음에는 반신반의 했다. 더군다나
양약을 완전히 끊으라니. 많이 당혹스러웠다.

당연히 윤정이는 3살이 되기전에 폐렴등으로 입원성 기침이
천식, 비염을 반대서부터 거의 양약은 달고 살았다.
찬바람이 조금만 불어도 '쌔-쌔-' 소리가 나며 숨도 제대로
쉬지 못하면서 힘들어했다.

대학병원에 입원해서 다 나은듯 안않지만 그럴거가 없었다.
계속되는 항생제 복용, 흡입치료. 한창 잘 먹고 잘 커야 할
시기에 양약만 너무 많이 먹으니 식욕이 떨어졌다.
사실 한끼 식사양보다 한번 먹는 약의 양이 더 많았다.

누살이 되어 조금 나아지는가 싶더니 작년 부터 유치원에
다니는게 더 심해져 10월달 부터는 거의 유치원에 가지 못했다.
급기야는 항생제 내성이 생겨 잘 듣지않는다는 진단까지 나왔다.
짧은 병력이나 주위에 천식환자가 없어 고통 고통
지내던중에 회방의 친구 엄마 따라 성모아이한의원을
찾게 되었다. 한의사선생님만 믿고 꾸준히 치료후와 함께
따독, 려려져 치료을 해온 결과 지금은 너무나 많이
좋아져 키도 크고 살도 쪘다.

우리아이가 이만큼 건강해지수 있도록 도움을 주신 김승재원장선생님
간호사 여분들. 너무 너무 고맙습니다.
덧붙여, 지금은 키가 조금 더 컸으면 하는 바램에
성장치료까지 같이 병행하고 있어요. 모두가 성모아이한의원
식구들 덕분입니다. 정말 감사합니다.

지윤정 엄마 드림.

Review by 성모아이

성모아이한의원 원장입니다.
치료 후기를 올려 주신 윤정이 어머님께 감사드립니다. 윤정이는 저희 병원에 처음에 내원할 때에 천식과 야뇨 두 가지 병증이 있었습니다. 대부분의 천식 환자와 같이 윤정이도 스테로이드 흡입치료와 먹는 약을 오랫동안 먹어서 폐 운동이 안 되는 상태에 있었습니다.

양약을 완전히 끊고 폐기운을 도와주는 한약치료와 파동, 레이저 치료를 병행했습니다. 윤정이와 어머님이 치료를 잘 이해하시고 잘 따라 주셔서 지금은 폐기운이 많이 좋아졌습니다.

지금은 방광기운을 도와주는 야뇨치료를 하고 있습니다. 야뇨증도 조만간 좋아질 거라고 봅니다.

천식은 현대의학에서는 난치병이고 증상에 따라 대증요법만 하고 있습니다. 특히 천식약은 스테로이드 제제가 많아 염증을 없애기 위해 혈관을 다 수축합니다. 어린 새싹들에게 강한 농약을 뿌리는 현실이 너무 안타깝습니다.

양약을 좀 더 덜 먹고 왔으면 고생을 덜했을 텐데... 하는 생각이 많이 듭니다. 독한 약을 안 먹고 치료가 되는 대안이 있고 확신이 있기에 널리 알려야 되겠다는 사명감이 듭니다.

중이염

> 우리 아기 중이염, 한의원에서 고쳤어요!

창호 엄마

1년 동안 5차례에 거쳐 폐렴, 천식 치료를 위해 입원을 하였습니다. 집에 있는 날에도 늘 통근 치료를 위해 병원에서 살았던 것 같습니다. 2살의 창호는 어느새 기관지 확장제라는 흡입제를 가지지 않으면 잠시도 외출을 할 수 없었습니다.
설상가상으로 창호는 중이염까지 발병하여 소아과와 이비인후과를 찾아다녀 봤지만 소용이 없었습니다.
성모아이한의원에서 치료 후 고름으로 귀가 마를 날이 없는 창호가 이젠 언제 귀가 아팠는지 자신도 모를 만큼 잘 지내고 있답니다. 현재 창호는 기관지 확장제를 가지고 다니지 않아도 어디든지 뛰어다닐 수 있는 건강한 아이가 되었습니다.

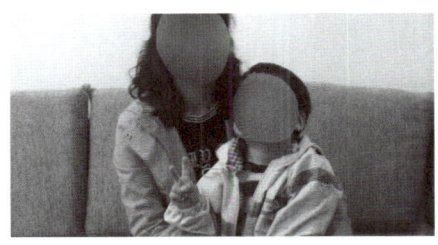

안녕하세요? 사랑하는 성모아이한의원 가족 여러분

지금 이렇게 웃으면서 제 아이 이야기를 할 수 있게 되다니 신기하고, 감사합니다. 우리 창호는 걸어 다니는 종합병원이라 할 수 있었습니다. 생후 2개월, 갑자기 아이가 울어 대고 심하게 기침을 하며, 열이 나기 시작하였습니다. 그렇게 아이를 업고 병원으로 달려간 이후 1년 동안 5차례에 거쳐 폐렴, 천식 치료를 위해 입원을 하였습니다. 집에 있는 날에도 늘 통근 치료를 위해 병원에서 살았던 것 같습니다.

장난감과 곰돌이를 가지고 놀 그때, 아픈 주사와 딱딱한 병원 침대에 적응해 가는 창호를 보며 얼마나 가슴이 메어 오던지요... 계속된 치료와 약물 복용에도 불구하고 병은 씻어질 기미를 보이지 않았습니다. 2살의 창호는 어느새 기관지 확장제라는 흡입제를 가지지 않으면 잠시도 외출을 할 수 없었습니다. 계절과 환경에 따라 계속 악순환만 반복하는 가운데 창호는 물론 저도 지쳐 가고 있었습니다.

설상가상으로 창호는 중이염까지 발병한 것입니다. 이비인후과에 가서 주는 약을 먹었습니다. 먹고 나니 열도 내리고 통증도 없어졌습니다. 하지만 며칠 지나지 않아 약을 먹을 때는 괜찮다가도 약을 중단하면 다시 귀에 고름이 나오더니 이젠 약을 복용해도 고름이 계속 나더군요. 많은 소아과와 이비인후과를 찾아 다녀 봤지만 소용이 없었습니다. 우리 창호 몸만 더 악화되는 것 같고 많이 야위어져 보였습니다.

지푸라기라도 잡는 심정으로 작년 여름 여기 성모아이한의원에 오게 되었습니다. 그동안 먹어 온 체내에 축적된 항생제의 독부터 빼는 파동치료, 레이저 치료, 약물 치료를 같이 병행하여 꾸준히 받아 온 지금 완전히 나아졌습니다.

물론 끊임없는 치료와 원장님의 많은 관심으로 고름으로 귀가 마를 날이 없는 창호가 이젠 언제 귀가 아팠는지 자신도 모를 만큼 잘 지내고 있답니다. 독한 항생제 때문인지 다른 또래 아이들보다 키도 작고 몸집도 약해서 지금은 성장 관련 치료를 받고 있습니다. 현재 창호는 기관지 확장제를 가지고 다니지 않아도 어디든지 뛰어다닐 수 있는 건강한 아이가 되었습니다.

창호에게 새로운 삶을 선물해 주신 원장님 그리고 간호사 언니들... 모두 감사합니다. 지금도 중이염을 치료하기 위해 항생제를 먹고 있는 아이가 있을 텐데 누구든지 알면 이곳으로 데려오고 싶습니다. 요즘 창호에게는 새로운 관심사가 생겼습니다. 바로 키가 훌쩍 커서 멋진 남자가 되는 것이랍니다! 걱정하지 않습니다. 원장님께 맡기려고요.

Review by 성모아이

안녕하세요. 창호 어머님. 창호는 만 2세 이전에 너무 많은 항생제, 항히스타민제 등의 양약을 복용한 아이였습니다. 이런 아이들은 대부분 면역력이 떨어져 천식, 기관지염, 폐렴, 중이염, 편도선염, 비염, 장염 등 염증을 연달아서 겪게 됩니다. 이 과정에서 아이들은 성장 또한 또래보다 지연되어 작은 몸집의 약한 아이로 자라나게 됩니다.

창호 역시 체력이 많이 떨어진 상태에서 만성 중이염이 지속된 상태로 내원하였습니다.
중이염은 중이에 농이 고여 염증이 발생한 것입니다. 농을 배출하고 염증이 줄어들고 고막을 재생시키기 위해서는 그만큼의 체력이 생겨야 합니다. 휴식과 보강하는 약재가 가장 좋은 치료약이 되는 것입니다. 항생제는 균을 죽이는 효과는 있지만 체력을 생기게 하는 기운 내는 물질은 아닙니다. 만성 삼출성 중이염에는 무엇보다 이러한 기운 나게 하는 물질이 필요합니다.

창호는 고열이 동반되지 않은 만성 삼출성 중이염 상태로 항생제를 복용할 필요가 없는 증이므로 내원 후 각종 양약을 중단하고 한약치료만으로 중이염을 치료하였습니다.

본원에서는 창호와 같이 1년 내내 중이염이 지속되던 아이들이 기운 나는 약재를 복용하고 중이염이 치료된 사례가 매우 많았습니다. 이러한 아이들은 모두 항생제를 복용하지 않은 상태에서 치료된 케이스로 중이염에는 반드시 항생제를 복용하여야 한다는 부모님들의 인식을 바꾸시길 바랍니다. 중이염은 한약으로 고칠 수 있는 질병입니다.

감기 졸업, 천식

> 성모아이한의원을 알게 된 건 행운이었던 것 같아요!

혜영 엄마
성모아이한의원을 알게 되고 비싼 약값과 과연 한약으로 나을까 하는 생각 때문에 망설였지만 치료를 받으며 주식인 분유, 두유를 끊고 밥이 완전히 주식이 되었습니다. 물론 **체기도 없고 감기도 잘 걸리지 않고 천식도 아주 몰라보게 좋아졌습니다.** 이만하면 투자한 거 아깝지 않죠.

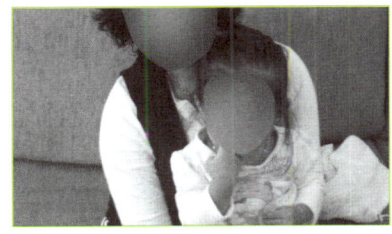

36주에 우리 혜영이는 세상에 나왔습니다. 아마도 세상을 먼저 보고 싶었나 봐요. 체중은 3kg이었구요. 이 정도면 체중 미달은 아니죠. 처음엔 건강했어요. 근데 생후 5개월부터 아프기 시작했어요. 여기에 우리 혜영이가 아팠던 걸 쓰기 시작하면 이 공간이 모자랄 정도예요. 우리 혜영이는 먹기만 하면 체하기 일쑤였고 바람만 조금 쏘이고 들어오면 금방 감기에 걸리곤 했어요. 그때는 소아과 단골이었어요. 약 먹으면 낫겠지 하며 14개월까지 보냈답니다.

지금 생각해 보면 엄마인 저도 참 한심했죠. 그러다가 하루는 혜영이가 너무 심하게 체기가 있어서 한의원을 찾기 위해 돌아다녔어요. 근데 제 눈에 성모아이한의원이 눈에 띄는 거예요. 솔직히 소아 한의원은 너무 생소했어요. 그래서 설마 하는 마음으로 들어갔는데 원장 선생님과 대면을 하고 혜영이에 대해 제대로 정확하게 파악을 하게 되었습니다.

그렇지만 약값도 만만치 않아 망설이게 되고 한약만으로 과연 혜영이가 나아질지 의심스러웠습니다. 그럼에도 불구하고 믿고 맡겨 달라는 원장 선생님의 한마디에 모든 걸 맡기고 치료를 시작하게 되었습니다. 치료과정 속에서도 혜영이나 저나 너무 힘들었습니다. 치료 중간에도 몇 번이나 혜영이가 아팠거든요. 그래서 원장선생님에 대한 신뢰감을 점점 잃어 가고 있는 도중에 어느 순간부턴가 조금씩 혜영이가 달라지는 걸 느낄 수 있었습니다.

예전에는 분유, 두유가 주식이었지만 이를 계기로 젖병도 끊고 밥이 완전히 주식이 되었습니다. 남들은 힘들게 끊어 버리는 걸 전 치료하면서 너무나도 많은 걸 얻게 되었습니다. 물론 체기도 없고 감기도 잘 걸리지 않고 천식도 아주 몰라보게 좋아졌습니다. 이만하면 투자한 거 아깝지 않죠.

그 뒤 우리 혜영이가 좋아진 걸 알고 주위에 있는 아기 엄마들이 성모아이한의원을 많이 찾게 되었습니다. 물론 그 엄마들 아기들도 혜영이처럼 건강해지겠죠. 저에겐 정말 성모아이한의원을 알게 된 건 행운이었던 것 같아요. 그 행운을 아이들이 아파서 힘들어하는 엄마들에게도 나누어 주고 싶네요. 그리고 마지막으로 원장선생님 정말 감사합니다.

* 혜영이 어머님께서 직접 써 주신 치료후기입니다.

Review by 성모아이

중증의 천식, 모세기관지염, 중이염 등을 가진 아이들 중에는 혜영이와 같이 미숙아 비율이 상당히 많았습니다. 미숙아로 태어난 경우 임신말기에 모체로부터 전달되는 면역물질을 받지 못하고 폐기능이 미성숙한 상태로 출생하기 때문에 정상 분만아에 비해서 폐의 면역기능이 절대적으로 약하기 때문입니다. 이렇게 약하게 태어난 생명은 성장하면서도 또래에 비해 약하게 자라날 가능성이 높으므로 이른 시기에 독하지 않은 거름을 통해 보강해 주는 것이 중요합니다.

비타민제와 철분제 등은 식물에 비유하면 화학비료와 유사합니다. 영양분이 높게 함유되어 있지만 과할 경우 식물의 뿌리에 해당하는 소화기관에 부담을 줄 수 있습니다. 실제로 농사를 지으시는 분들을 말씀을 들어 보면 약재 찌꺼기를 거름으로 주는 경우 화학비료보다 더욱 건강하게 자라난다고 합니다.

실제로 25년 동안 약하게 태어난 새싹과 마찬가지인 미숙아에게 가장 알맞고 부담스럽지 않은 천연약재를 통해 미성숙한 폐기능을 보강한 결과, 감기에 이환되는 빈도가 현저하게 줄었으며 성장발달 또한 또래에 비해 더 촉진되는 결과가 있었습니다.

감기 졸업, 천식, 폐렴

다인이의 놀라운 변화!

다인 엄마

끝에는 약도 듣지 않고 해열제를 먹여도 고열이 나서 입원까지 했다.
으레 그런 것처럼 며칠만 링거 맞고 입원하던 낫겠지라는 나의 마음과는 달리 다인이는 입원하고부터 상태가 좋지 않았다. 산소마스크에, 손에 꽂는 기계에, 코드에 연결시킨 링거는 다인이를 한 달 동안 꼼짝 못 하고 침대에만 있게 했고 양손엔 3일 기간으로 꽂는 링거 자국과 기관지 확장시키는 팔뚝주사로 벌집이 되어 있었다.
스테로이드를 맞을 때는 애가 괜찮이 있다가 떼고 나면 금방 또 헐떡거렸다. 독한 약과 주사가 계속 들어갔지만 장염에 폐렴, 천식이 계속 진행되었고 애가 악화될 때마다 스테로이드를 더 강하게 써야 했다. 폐 사진은 매일 찍으러 가야 했다.

CHAPTER 10. 이렇게 나았어요

어릴 적부터 몸이 약한 다인이는 늘 감기 중에 천식, 폐렴 증상이 있었다. 거기에 비염기와 축농증이 있어 콧물과 기침은 달고 살았고 가끔씩 아토피도 찾아와서 힘들게 했다. 신경이 예민해서 자다가도 조그만 소리에 놀라 깨서 울기 일쑤였고 잘 놀라고 체해서 볼에 살이 좀 붙으려 하면 또 심하게 아파 살이 금방 빠졌었다.

조금만 걸어다니거나 뛰어다녀도 숨이 차고 힘들어해서 외출할 때면 늘 유모차와 포대기로 업고 다녀야 했다.(그래서 난 허리디스크가 있고 척추가 굽어 있다.)

늘 천식약을 먹으면서도 감기에 다른 병까지 와서 약도 중복해서 먹곤 했다. 이렇게 약을 너무 많이 먹으니 속이 좋지 않아 늘 양치질, 기침을 할 때나 밥 먹는 중에도 많이 토했었다. 매일 병원 다니며 약을 먹는 중에도 천식과 폐렴으로 입원한 것만 4번째였다. 퇴원하고 얼마 되지 않아 또 감기를 달고 살다가 또 입원하고 반복이었다.

끝에는 약도 듣지 않고 해열제를 먹여도 고열이 나서 입원까지 했다.
내가 성모아이병원을 찾았을 땐 다인이가 4번의 입원을 한 달째 하고 나서부터였다.

으레 그런 것처럼 며칠만 링거 맞고 입원하면 낫겠지라는 나의 마음과는 달리 다인이는 입원하고부터 상태가 좋지 않았다. 산소마스크에, 손에 꽂는 기계에, 코드에 연결시킨 링거는 다인이를 한 달 동안 꼼짝 못하고 침대에만 있게 했고 양손엔 3일 기간으로 꽂는 링거 자국과 기관지 확장시키는 팔뚝주사로 벌집이 되어 있었다. 스테로이드 맞을 때는 애가 멀쩡히 있다가 떼고 나면 금방 또 헐떡거렸다. 독한 약과 주사가 계속 들어갔지만 장염에 폐렴, 천식이 계속 진행되었고 애가 악화될 때마다 스테로이드를 더 강하게 써야 했다. 폐 사진은 매일 찍으러 가야 했다.

어느 순간부터 애가 약 기운이 떨어지니 양 손가락을 입에 물고 침대 구석에서 불안한 듯 쭈그려 있고 약 부작용으로 식욕이 증가해 잠자지 않는 순간 빼고 무조건 먹으려 했다. 붓고 살이 쪄 15kg이던 몸무게가 입원한 지 한 달도 되지 않아 20kg이 되었고 먹는 걸 자제시키면 소리를 지르고 손을 떨면서 '한 번만 줘 한 번만 먹고 싶어.' 하면서 가만히 있어도 손발을 사시나무처럼 떨었다. 애가 그럴 때마다 의사들은 난감한 표정을 지었고 부작용이 심하지만 스테로이드를 써야 할 땐 과감히 써야 한다면서 평소 쓰는 것보다 더 넣어서야 애가 진정할 수가 있었다. 그렇게 퇴원도 못하고 이러지도 저러지도 못하고 있을 때 아이가 스트레스로 인해 나오지도 않는 오줌통에 밤낮으로 앉아 억지로 눈 소변은 하루에 30번은 넘은 것 같았다. 어쩌다 정신이 든 다인이는 스케치북에 식구 얼굴을 그리며 집에 가고 싶다고 울고 있었다.

그런 애를 진정시키고 재워서 얼굴을 보면 퉁퉁 부어 예전 얼굴은 찾아볼 수 없었고 병원 창문에 기대 우는 나의 마음은 무너지는 것 같았다. 결국 약이 다 듣지 않고 상태가 계속 악화되어 상태가 안 좋은 친구들만 있는 병실에까지 간 다인이는 브험이 되지 않는 고가의 약을 맞고 겨우 퇴원할 수 있었지만 집에 와서도 자꾸 병원에 있던 행동들을 했다. 밥을 금방 먹어도 안 먹었다며 우겼고 자고 있는 동안 내가 밥 먹고 있으면 금방 눈을 떠서 나만 먹는다며 째려보며 날 때리기까지 했다. 그럼 난 또 업고 동네를 돌아다니며 억지로 재우고...

오랜만에 간 어린이집에 아이들은 다인이의 몸 변화에 돼지라며 놀렸다. 아파서 어린이 집에도 잘 못 가니 배운 것도 몰라 주눅도 들어 있었다. 그러는 중에 퇴원한 지 2주쯤 돼서부터 또 미열이 나고 콧물과 기침이 시작되었다. 퇴원하고 꾸준히 외래까지 다니며 약도 계속 먹였는데... 난 더 이상 병원을 믿지 못하게 되었다.

정말 입원하면 이번에는 애가 잘못될 것만 같은 생각도 들고 병원에 있으면서 한약을 한 제 먹이라는 주위 엄마들 말에 평소 집 앞에 있는 성모아이한의원이 생각나 찾아갔다.
그때 다인이는 코가 막히고 열이 나고 너무 안 좋았던 시기였다.
애를 안타깝게 바라보던 원장님... 스테로이드에 대한 설명들과 애가 나으려고 먹었던 것이 폐를 마비시켜 더 힘들게 한다는 말, 모든 장기가 약 때문에 안 좋은 상태라는 진단, 무엇보다 감기를 졸업시켜 준다는 말에 솔깃했지만 그전에 다른 한의원에 갔을 때 차도도 없었고 결국 더 나빠진 것 같아 망설였다. 또 양약까지 다 끊으라는 말에는 믿음이 가지 않았다.
답답해하는 원장님... 애는 아파 옆에서 헐떡이고 일단 아빠랑 상의하고 오겠다 하고 나왔다. 아이 아빠랑 통화하며 원장님의 확신에 찬 눈빛, 설명을 전달하니 아이 아빠가 더 적극적으로 해 보라고 했다. 계단에 서서 통화하는데 다인이가 자꾸 춥고 아프다며 한의원에 들어가자고 했다. 자기도 뭐가 땡기니깐 가기 싫다는 병원에 가자 하나 싶어 그래 이판사판 해 보잔 생각에 다시 들어가서 치료를 받기로 했다.

그 자리에서 따고 나오는 순간 열이 났던 아이 손과 몸이 식어 있었다. 파동 치료를 받고 한의원에서 감기약을 가지고 집에 와 복용하였다. 한번 열이 나면 해열제를 먹어도 떨어지지 않던 아이였지만 원장 선생님이 시키는 대로 열이 나려 할 때마다 따 주고 약을 먹이니 잘 놀고 잘 자고 무엇보다 한 달 동안 입원생활하면서 말을 잘 하지 않던 애가 말문이 술술 뚫리는 것이다. 물론 해열제와 달리 열이 금방 떨어지지는 않았지만 그렇다고 힘들어하고 고열이 나는 일은 없었다. 그렇게 해서 차츰 좋아지더니 치료받고 약 먹은 지 한 달 만에 콧물도 안 나고 토하는 일도 없고 기침도 하지 않았다. 무엇보다 예전엔 조금만 걸어도 다리 아파하고 숨이 차다고 업어 달라는 애가 이젠 뛰어다니고 같이 걸어도 "엄마 나 이제 하나도 안 힘들어, 다리도 안 아파."라고 한다. 하루에 몇 번이고 자다가 울고 기침했던 애가 이젠 밤에도 잘 자고 밥도 양껏 잘 먹는다. 또 20kg였던 몸의 붓기가 빠져 지금은 17kg이 되었다.

예전에 몸이 좋지 않아 친구들과 잘 어울리지 않으려 하고 신경질적이었던 아이가 이젠 물건 다투며 싸우는 애한테 가서 자기 것도 주며 달래 주기까지 한다. 아이 때문에 너무 힘들어 늘 부부싸움을 하는 바람에 둘째까지 여태 못 낳았는데 이젠 다인이가 엄마 동생 낳으면 내가 다 업어 주고 우유도 준다면서 빨리 낳아 달라 한다. 아이 때문에 웃는 시간이 더 많으니 신랑과의 사이도 더 좋아지고 이젠 빨리 둘째도 낳고 싶다. 올챙이 개구리 시절 생각 못 한다고 가끔 친구들 애기가 아프면 안타까워 다인이 얘기를 해 주며 치료받으라고 권유한다. 그러면 친구들은 해 보고 싶은데 약값이 부담된다면서 애 학원비가 너무 많이 들어 못 하겠다는 말을 들을 때가 많다. 물론 부모 결정이겠지만 원장님 말씀을 좀 비유한다면 뿌리가 튼튼해야 식물이 더 크게 자라고 꽃잎도 더 활짝 피는 것이 아닌가 싶다.

다인이는 예전에 몸이 안 좋을 때는 학습지 하나도 힘들어서 제대로 하지 못했다. 그런데 지금은 본인 몸이 좋으니 더 하고 싶어 어디 학원 하고 싶다며 보내 달라 하고 몰랐던 글씨도 스스로 알려고 가르쳐 달라고 한다. 지금 생각해 보니 한 달 전 왜 원장님이 날 안타깝고 답답하게 생각했는지 알 것 같다. 그 몇 년을 줄기차게 아침이며 저녁이며 소아과에 살아도 호전이 안 되었던 병이 한 달 만에 마스크 없이도 콧물, 기침, 해열제, 병원 약 없이도 견딜 수 있다니... 너무 놀라운 발전이며 원장 선생님께 정말 고맙고 감사한 마음을 전한다.

언어지연, 아토피, 감기 졸업

몸이 좋아지니 언어발달과 아토피, 감기 졸업이 한 방에 해결됐어요!

지성 엄마
한약 복용을 하고 한두 달 지나면서 지성이는 쉴 새 없이 들이켜던 물의 양이 줄어들었고 밤에 물을 찾느라 깨는 횟수가 줄어들더니 어느 날부터는 밤에 깨지 않고 잠을 잤습니다. 30-40분마다 가던 화장실의 횟수도 2-3시간으로 길어지고 밤에는 기저귀를 채우지 않아도 되었지요. 늘 기운 없어 축 처져 있었는데 뛰어 놀기도 하고 김과 멸치만 먹던 아이가 이제는 다른 반찬들도 먹기 시작했습니다. 아토피치료로 한약을 먹은 것이 아닌데도 피부도 많이 깨끗해졌습니다. 가장 골칫거리였던 열감기도 거의 없어졌네요.

안녕하세요. 2002년 6월생인 지성이가 성모아이한의원과 인연을 맺은 지 15개월이 넘어가네요.
지성이는 생후 한 달 때부터 시작된 태열로 밤마다 깊게 잠들지 못했고 겨울이 시작되면 열감기와 중이염으로 고생을 했습니다.
18개월이 되면서 모유수유를 중단했었는데 그때부터 엄청난 양의 물을 먹기 시작하였습니다. 자면서 300ml가 넘는 물을 2-3번씩 먹었지요.
물을 먹으려고 깨고 기저귀가 젖어 몸이 불편해서 깨고 하니 밤에 3시간 이상 쭉 잠들지 못했습니다.

그러던 중 작년 5월에 시작된 감기는 한 달이 넘도록 호전되지 않더니 지성이는 밥도 먹지 않고 기운이 없고 바닥에 계속 엎드리고만 있었지요. 인터넷으로 다른 방법을 찾다가 소아한의원을 검색하게 되었고 지성이의 다른 걱정거리인 언어지연을 함께 치료할 성모아이한의원을 알게 되었습니다.

원장님과의 상담 후 지성이는 심장과 뇌의 혈액량을 늘리는 한약을 복용하고 심장과 뇌의 혈액순환을 촉진시켜 언어중추를 적극적으로 자극하는 치료를 시작했습니다. 직접 뇌 혈액순환을 촉진시키는 두침치료도 병행을 했지요.

한약 복용을 하고 한두 달 지나면서 지성이는 쉴 새 없이 들이켜던 물의 양이 줄어들었고 밤에 물을 찾느라 깨는 횟수가 줄어들더니 어느 날부터는 밤에 깨지 않고 잠을 잤습니다. 30-40분마다 가던 화장실의 횟수도 2-3시간으로 길어지고 밤에는 기저귀를 채우지 않아도 되었지요. 늘 기운 없어 축처져 있었는데 뛰어 놀기도 하고 김과 멸치만 먹던 아이가 이제는 다른 반찬들도 먹기 시작했습니다. 아토피치료로 한약을 먹은 것이 아닌데도 피부도 많이 깨끗해졌습니다. 가장 골칫거리였던 열감기도 거의 없어졌네요.

가끔씩 열이 나거나 기운 없을 때도 있었지만 양약을 먹지 않고도 하루 정도 지나면 다시 기운을 회복하고 한답니다. 언어모방도 거의 없었는데 올해 3월부터는 어린이집에서 배운 단어들을 읽고 쓰고 말하기가 가능해졌고 일주일에 2-3개씩 배우는 단어들을 잊어버리지 않고 기억을 하고 표현하기도 하네요.

> 희망의 꽃으로 피어날 수 있었으면 좋겠습니다!

환희 엄마
이름: 환희. 9세 여아
[병력] 중증 천식(양약 복용, 항생제 주사투여), 아토피(양약복용).
[내원 후] 천식, 아토피 치료됨.

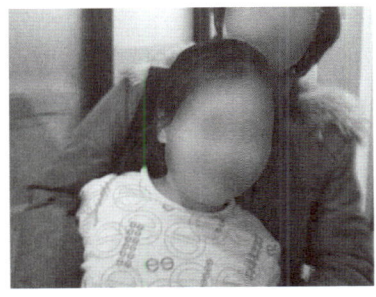

저는 초등학교 2학년 딸을 둔 엄마입니다. 저희 딸은 아토피로 1년 반 정도를 고생했고 이곳 성모아이한의원에 첫 진료를 받기 바로 전날까지 큰 병원에서 천식치료와 여러 종류의 신약을 먹고 있었습니다.

천식이 너무 심해서 기침을 할 때면 아이의 가슴에서 '컹컹' 개 짖는 듯한 소리와 함께 기침이 끊이지 않고 나와 아랫배를 움켜쥐며 진땀을 흘리기가 일쑤였습니다. 기침은 밤에 더 심해서 밤중 내내 기침을 하느라 잠을 자지 못했습니다. 저도 제 딸아이의 천식을 고쳐 보려고 이곳저곳 병원을 다니면서 치료와 약을 먹여 봤습니다. 하지만 남은 건 더 늘어난 약의 종류와 양들 그리고 지친 아이의 모습뿐이었습니다. 항생제도 많이 먹였습니다. 먹는 항생제로도 차도가 없어서 끝내는 혈관으로 직접 항생제를 넣기까지 했습니다. 정말 막막한 심정이었습니다. 그때 여동생이 한의원 쪽으로 알아보라며 인터넷을 통해 알려 준 곳이 바로 지금 제 딸이 다니는 이곳 성모아이한의원입니다.

2006년 11월 25일 첫 진료를 시작한 지 두 달 된 지금 제 딸아이는 밤에 기침 한 번 안 하고 너무 편히 잘 잡니다. 밤 9시, 10시, 저랑 함께 공원에 나가 뛰고 고함쳐도 숨 가빠하지 않고 마냥 즐거워합니다. 수시로 뱉어 내던 가래와 숨 쉴 때마다 들려오던 커렁커렁하던 가슴 소리도 없어졌답니다.

신약은 첫 진료 받던 그날 다 버렸습니다.

매서운 겨울을 어떻게 버터 내야 할까 했던 걱정이 봄볕에 눈 녹듯 사라져 갔습니다. 갑자기 신약을 끊어서 아이가 너무 힘들어하지 않을까도 생각해 봤지만 제 딸아이는 침, 파동치료와 파동수, 처방된 한약을 먹는 날이 시작되면서부터 상태가 더 나빠지지 않았고 생각보다 빨리 호전되어 갔습니다. 신약을 먹을 땐 폐 속의 가래를 뱉어 내려면 목에서 잘 떨어져 나오지 않아 아이가 심하게 기침을 했는데 이곳에서 치료하면서부터는 너무나 쉽게 뱉어 내기 시작했습니다. 더불어 아이의 아토피증상도 좋아져서 한겨울이라 건조해서 조금 가려운 것 외에는 긁지 않게 되었습니다. 일주일에 세 번씩 가던 치료도 지금은 한두 번으로 줄었습니다. 처음에 원장 선생님께서 말씀하신 대로 천식을 졸업할 수 있도록 잘 마무리 짓고 싶습니다.

저희 딸의 치료수기가 아이의 병으로 걱정하시는 부모님들에게 도움이 되었으면 좋겠고, 한 명 한 명 아이들의 건강을 참되게 지켜 주시려는 원장선생님의 바람과 간호사들의 손길이 다른 모든 아이들에게도 희망의 꽃으로 피어날 수 있었으면 좋겠습니다.

APPENDIX.
영유아
한방 응급 상비약

★ 가까운 한의원에서 부담 없이 구입할 수 있는 증상별 한방 감기약

체열방

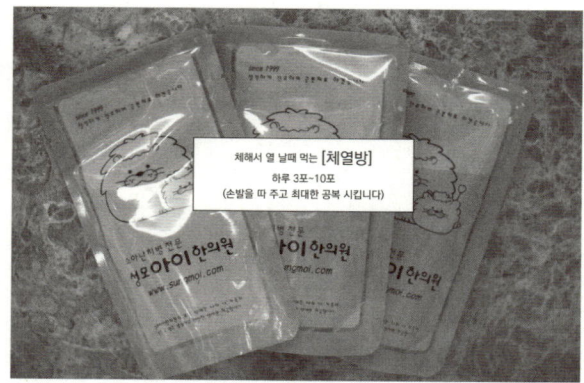

영유아의 열감기에 상용한다. 1일 5-6개를 물 대신 복용한다. 심한 고열의 경우, 해열진통제를 병행해도 된다. 체열방은 소화를 촉진하는 처방이고, 고열 시 경련을 예방하기 위해서 포룡환을 함께 복용하도록 한다. 또한, 고열이 날 때 소시호탕을 수시로 복용하면 도움이 된다.

영유아 발열의 70% 이상은 소화불량을 동반한다. 체내에 독소가 있으면 인체가 발열을 통해서 해독을 시도하기 때문이다. 소아가 갑작스럽게 열이 발생했는데 소화불량, 식욕부진, 복통, 구토, 설사를 동반한다면 위장 내의 독소제거가 근본치료이다. 이러한 경우, 가정에서는 휴식과 공복을 취하도록 한다. 우유, 밀가루음식은 소화가 잘되지 않으니 섭취를 금한다. 물김치 국물은 소화를 촉진하고 탈수를 예방한다. 수박은 해열 작용이 있고 탈수를 예방하므로 여름철에 고열이 나면 수박을 섭취하도록 한다.

성모아이한의원을 내원한 환자의 80% 이상은 처음으로 해열진통제를 복용하지 않고 체열방을 복용하여 열을 이겨 냈다. 이렇게 열이 낮게 되면 그 이후로는 열감기의 빈도가 감소하고 항생제 및 해열진통제의 사용도 줄게 된다.

소시호탕*

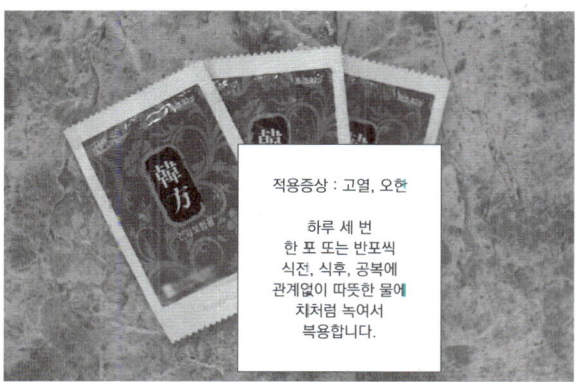

체내의 독소를 땀으로 배출하는 처방이다. 그리고 편도선염이 있거나 영유아가 추웠다 더웠다 증상을 반복할 때에도 좋은 효과가 있다.

독소(바이러스, 세균, 소화불량)가 체내에 침범하면 우리 몸의 하독 작용으로 발열 반응이 나타난다. 이때 위장 내의 독소는 체열방을 복용하고 소화불량 증상이 없는 발열의 경우, 소시호탕을 복용한다.

포룡환

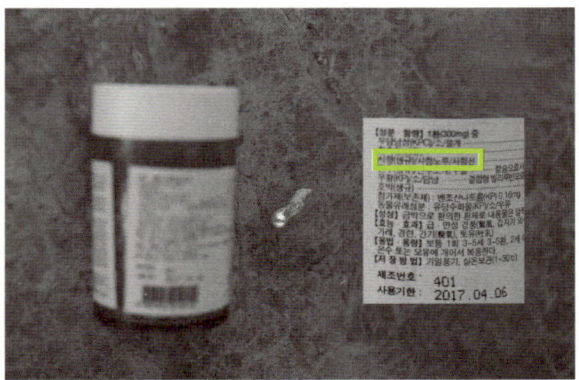

영유아의 경기, 간질, 야경증, 가래 또는 아이가 고열이 나면서 울고 보채는 경우에 처방한다. 예전에는 아이들이 태어나면 포룡환으로 키웠다는 말이 있을 정도로 상용한다. 오랜 역사를 가지고 있는 대표적인 영유아 신경계 안정을 도모하는 처방으로, 고가의 사향, 우황, 진주, 호박, 우담남성, 천축황이 들어 있다.

사백산

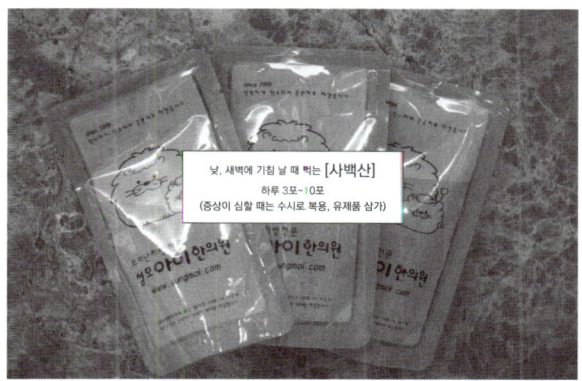

새벽의 연속기침에 탁월한 효과가 있다. 새벽에 연속적으로 기침을 할 때, 물 대신 사백산 3-4개를 복용하면 천식, 모세기관지염을 화학 약품 없이 근본 치료할 수 있다.

삼소음★

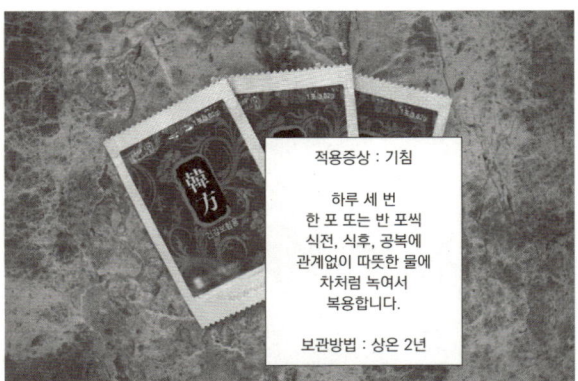

대표적인 한방 기침약이다. 외출 후 갑작스러운 기침 증상이 있을 때 바이러스를 몸 밖으로 배출하는 처방으로, 처방 구성이 독하지 않고 무난하여 영유아 및 성인의 초기 기침에도 도움이 된다.

담수방

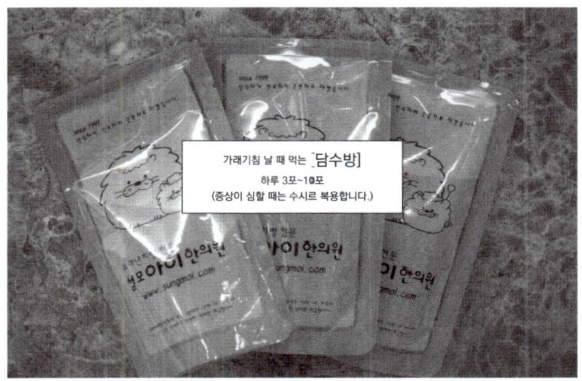

가래기침의 명약이다. 담수방 3-4팩을 물을 대신하여 연속적으로 복용시킨다. 가래기침을 하면서 아이가 보채는 경우에는 포룡환을 함께 복용하면 더욱 효과적이다.

담수방을 복용하더라도 가래 기침이 호전되지 않는 경우도 가끔 있다. 그러한 경우에는 신속히 소아의 '체질'에 맞는 담수방을 처방하여 항생제 없이 모세기관지염, 천식을 근본적으로 치료했다.

면역이 약한 영유아나 소아간질, 발달장애 아동들은 대체로 폐의 기능이 저하되어 있다. 그래서 고세기관지염, 천식(가래기침) 증상에 항생제, 진해거담제를 자주 복용하고 스테로이드제를 흡입하고, 기관지 확장제 패치를 장기간 사용해도 가래기침이 좀처럼 낫지 않아서 고생하는 경우가 매우 많다. 하지만 이렇게 화학약품을 장기간 복용하면 발달에 악영향을 미칠 수 있으므로 주의해야 한다.

야수방

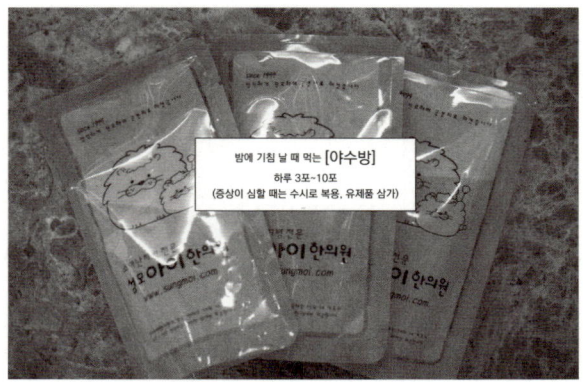

평소에 소화기능이 좋은 영유아의 심한 야간 연속 기침에 처방한다. 화학약품의 복용으로도 연속기침이 낫지 않는 경우가 많다. 이때, 야수방을 복용하고 호전되는 경우를 많이 목격했다.

또한, 야수방은 기관지 점막에 수분을 공급하는 처방이므로 소아 천식의 근본적인 처방이 된다. 장기간 지속된 소아천식은 개인의 체질에 맞는 야수방을 통해서 대부분 근본치료가 가능했다.

소청룡탕★

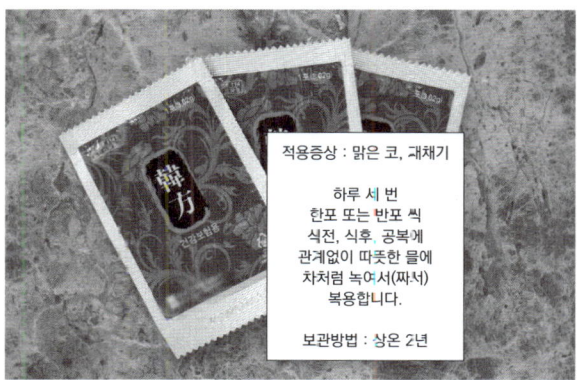

콧물, 재채기, 잔기침에 처방한다. 현대의학에서는 초기비염에 코의 가려움증을 완화하기 위해서 항히스타민제를 사용한다. 항히스타민제는 콧물과 재채기에는 양호한 효과가 있지만 피로, 졸림, 입마름 등 면역저하 증상의 부작용이 있다. 따라서 영유아 초기의 맑은 콧물, 재채기에 항히스타민제를 대신하여 소청룡탕을 복용하도록 한다.

영유아의 만성 비염의 경우, 아이의 체질에 맞는 면역 증강탕을 꾸준히 복용하면 대부분 근본 치료되어서 수년간 화학약품을 복용하지 않고도 잘 지내게 된다.

형개연교탕*

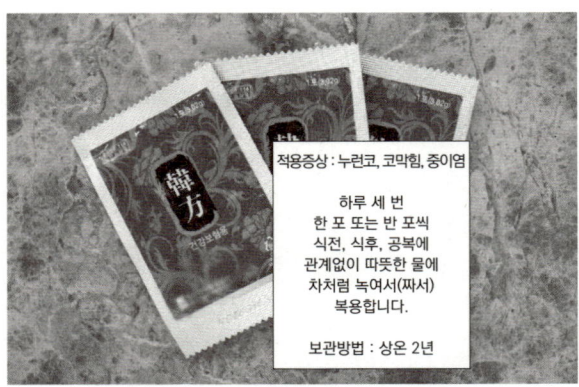

누런 콧물, 코막힘 등 축농증에 사용하는데, 소화기능이 비교적 좋은 소아에게 처방한다.

항생제를 장기간 복용해도 낫지 않는 만성 축농증은 면역력이 저하되면 증상이 더욱 심해진다. 이러한 경우, 항생제 대신 소아의 체질에 맞은 축농증 근본치료 면역증강탕으로 대부분의 영유아 및 성인 축농증이 근본적으로 치료되었다.

평위산(평위단)★

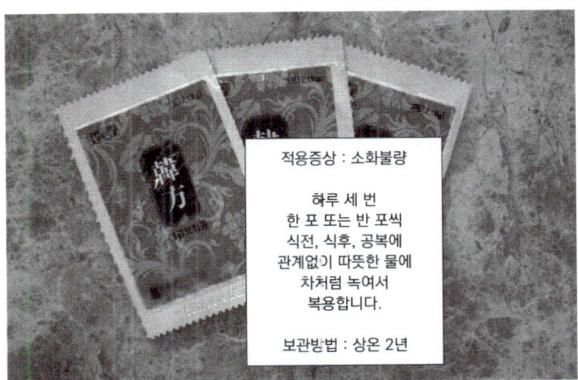

소아의 소화불량, 복통, 구토에 처방하는 한방소화제이다. 환으로 복용하기도 한다.

위령탕(2-2)

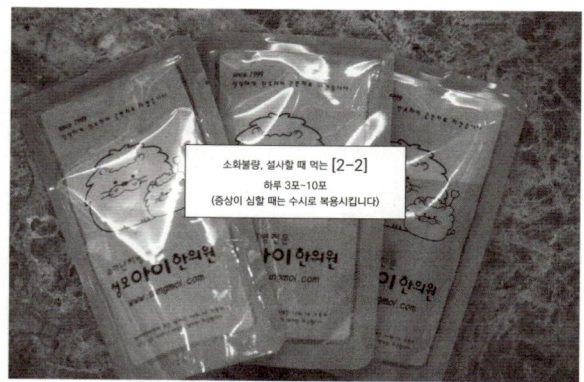

영유아의 장염 및 설사 증상에 처방한다. 영유아들은 설사를 할 때 항생제 및 지사제를 사용해도 잦은 설사, 장염에 시달리는 경우가 많다. 이때 처음으로 화학약품 없이 위령탕 복용만으로도 장염이 낫는 것을 경험할 수 있다. 근본적으로, 위장 기능의 면역력을 증강시켜 주는 처방을 통해 소아장염은 완치될 수 있다.

인삼패독산★

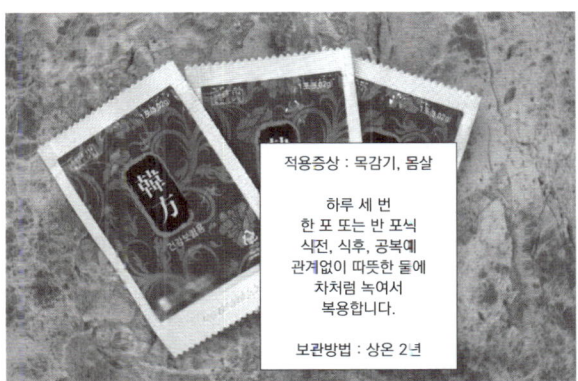

감기로 인한 편도선염(목의 통증), 몸살감기(온몸이 쑤시고 아픔)에 복용한다. 영유아뿐만 아니라 성인에게도 효과가 있다.

안심단

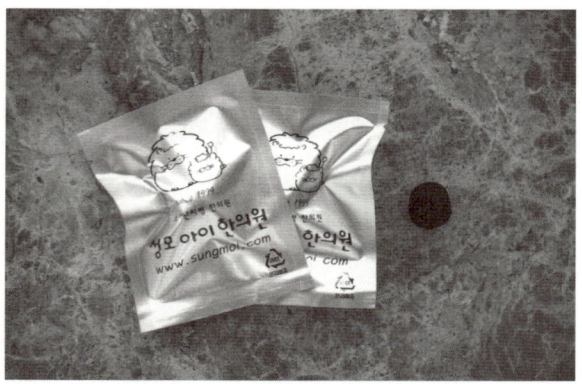

우황청심환을 강화한 처방이다. 초·중·고등학생 및 성인의 초조, 불안, 불면, 틱, ADHD, 화병에 사용한다. 면역증강약재 등 꾸준히 복용할 수 있는 안전한 약재로 구성되어 있다.

쓴 맛이 많아서 비위가 허약한 사람은 처음에 먹기 힘든 경우가 있는데 적응하면 괜찮아진다. 복용하기 힘든 경우, 안심단을 씹지 말고 절반이나 사분의 일씩 나누어서 삼키도록 한다.

소아관련 세계 1위 대학병원
Mayo clinic의 발열 가이드라인

Age	Temperature	What to do
0-3 months	100.4 F (38 C) or higher taken rectally	Call the doctor, even if your child doesn't have any other signs or symptoms.
3-6 months	Up to 102 F (38.9 C) taken rectally	Encourage your child to rest and drink plenty of fluids. Medication isn't needed. Call the doctor if your child seems unusually irritable, lethargic or uncomfortable.
3-6 months	Above 102 F (38.9 C) taken rectally	Call the doctor; he or she may recommend that you bring your child in for an exam.
6-24 months	Above 102 F (38.9 C) taken rectally	Give your child acetaminophen (Tylenol, others). If your child is age 6 months or older, ibuprofen (Advil, Motrin, others) is OK, too. Read the label carefully for proper dosage. Don't give aspirin to an infant or toddler. Call the doctor if the fever doesn't respond to the medication or lasts longer than one day.

생후 3~6개월 아기
38.9℃까지는 약은 필요없다.
충분한 수분 섭취 필요

38.9℃ 이상일 때는
의사의 진료를 받는다.

Age	Temperature	What to do
2-17 years	Up to 102 F (38.9 C) taken rectally for children ages 2-3, or taken orally for children older than 3	Encourage your child to rest and drink plenty of fluids. Medication isn't needed. Call the doctor if your child seems unusually irritable or lethargic or complains of significant discomfort.
2-17 years	Above 102 F (38.9 C) taken rectally for children ages 2-3, or taken orally for children older than 3	If your child seems uncomfortable, give your child acetaminophen (Tylenol, others) or ibuprofen (Advil, Motrin, others). Read the label carefully for proper dosage, and be careful not to give your child more than one medication containing acetaminophen, such as some cough and cold medicines. Avoid giving aspirin to children or teenagers. Call the doctor if the fever doesn't respond to the medication or lasts longer than three days.

2~17세의 아이들
38.9℃까지는 약은 필요없다.
충분한 수분 섭취 필요

38.9℃ 이상기더라도 **아이가 불편한 경우만**
타이레○이나 부루○을 줄 것!

그리고 <u>**다른 약물을 타이레○과 함께 주지**</u>
<u>**말 것**</u>

아스피린은 절대 주지 말 것!

**미국 존스 홉킨스 병원
발열 가이드라인**

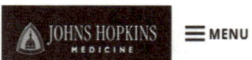

What are the symptoms of a fever?

Normal body temperature ranges from 97.5°F to 98.9°F (36.4°C to 37.2°C). It tends to be lower in the morning and higher in the evening. Most healthcare providers consider a fever to be 100.4°F (38°C) or higher. High fevers may bring on seizures or confusion in children. It's not how high the temperature is, but how fast the temperature goes up that causes a seizure.

A fever has other symptoms besides a higher-than-normal temperature. These are especially important when caring for babies, young children, and disabled people. These groups may not be able to express how they feel. Signs that mean

발열은 무엇인가요?

정상 체온은 36.4℃~ 37.2℃입니다.
체온이 38℃ 이상일 때 발열로 간주합니다. 열성 경련의 원인은 고열이 아니라, 체온이 얼마나 빠르게 올라가는지가 열성 경련을 유발합니다.

How is a fever treated?

You can treat a fever with acetaminophen or ibuprofen in dosages advised by your healthcare provider. Switching between giving acetaminophen and ibuprofen can cause medicine errors and may lead to side effects. Never give aspirin to a child or young adult who has a fever.

A lukewarm bath may reduce the fever. Alcohol rubdowns are no longer recommended.

Call your healthcare provider for guidance anytime you are uncomfortable with the conditions of the fever, and remember to contact your healthcare provider any time a temperature spikes quickly or persists despite treatment.

발열은 어떻게 치료하나요?

**타이레○과 부루○을 교대로 먹는것은
의학적인 오류와 부작용의 가능성**이 있기 때문에 좋지 않으며
절대 아스피린을 주지 말 것!

하버드의대 부속 소아과 병원인
보스턴아동병원 발열 가이드라인

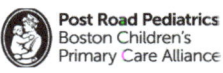

Post Road Pediatrics, LLP

Fever

A child has a *Fever* if their temperature is 100.4°F or higher. A tactile or subjective fever is when the child feels warm to the touch - this is the least reliable way to measure a fever. Oral, rectal, tympanic and temporal temperatures are much more accurate. Most fevers are a result of a viral infection and are beneficial for sick children because they help the body to fight infection. The goal with fever therapy is to bring the fever down to a more comfortable level.

Symptom Management

Fluids:

Encourage drinking more fluids. Until 6 months of age only give extra formula or breast milk.

Fever Medicines:

For fevers 100-102°F, fever medicine is rarely needed. Fevers of this level don't cause discomfort, but they do help the body fight the infection. Before administering medication, please review our medication dosing guides. *Note: It takes 1-2 hours to see the effect of fever reducing medications.*

발열

발열은 38℃ 이상을 기준 합니다.
대부분의 발열은 바이러스 감염에 대한 결과로 **아픈 아이들의 면역력 향상을 위해서 이득**이 있다.

약물 치료

38.9℃까지 약물은 거의 필요하지 않으며, 이정도의 열은 불편함은 없지만, **감염에 대한 인체의 면역력을 돕는다!**

또한 약물을 투여한다면 1~2시간은 효과를 지켜보라!

Expected Course

Most fevers associated with viral illness fluctuate between 101-104°F and last for 2 or 3 days.

발열의 예후

바이러스와 관련된 대부분의 열은 38.3℃~40℃ 사이에서 2~3일 정도 있는 것이 예상되는 반응이다.